Lia Garm

Mit Herz und Gefühl in ein neues Leben

Lia Garm
- Mit Herz und Gefühl in ein neues Leben -

1. Auflage (31. August 2022)
ISBN 978-3-96692-094-0
©2022
Verlag & Gestaltung:
Stockwärter Verlag, Halle (Saale), Bernd Stockmann
Druck & Herstellung:
BoD - Books on Demand GmbH, Norderstedt

Vorwort

Ich wünschte mir mein ganzes Leben lang, dass ich niemals an einer lebensbedrohlichen Krankheit leiden werde. Ja, ich hatte panische Angst davor. Ich hatte mir, wahrscheinlich seitdem ich denken kann, einmal pro Tag gesagt, wie froh ich bin, dass ich gesund bin. All die kranken Menschen taten mir leid, und ich fragte mich, ob ich solch eine Aufgabe meistern würde.

Doch schließlich wurde auch ich krank. Ich habe auf meinem Weg eine Menge gelernt und bin ein anderer Mensch geworden. Vielleicht habe ich mich dadurch auch einfach nur selbst kennengelernt. Ich möchte mit diesem Buch die Menschen, die an lebensbedrohlichen Krankheiten wie Krebs und Autoimmunkrankheiten leiden, ermutigen weiter zu machen, aufzustehen, und nicht nur die öden Chemotherapien zu sehen. Doch genau so möchte ich den nicht Betroffenen erklären, wie sich solch eine Person fühlt, dass sie Zeit braucht und dass sie schon gar nicht schlaue Sprüche gebrauchen kann.

Ich möchte am liebsten allen auf der Welt die Augen öffnen, ihnen zeigen, dass die reine Schulmedizin nicht immer alleine Heilung erzielen kann, nicht jedes Wort eines Arztes ein heiliges Wort ist und jeder einfach zusätzlich auf sein Bauchgefühl, seine Intuition hören sollte.

**„Intuition ist dein innerer Kompass,
der dir die richtige Richtung weist."[1]**
von Helga Schäferling[2]

---

[1] https://www.aphorismen.de/zitat/87938

[2] https://www.aphorismen.de/autoren/person/3292/Helga+Sch%C3%A4ferling

Warum ich dieses Buch schrieb!

Mir ist bewusst geworden, dass man als Kind die Welt zu sehen bekommt, die einem die Eltern zeigen. Diese Bilder sehen oft sehr unterschiedlich aus, wodurch viele Kinder versuchen die Welten zu vergleichen, um sie dann zu verstehen. Doch wie kann ein Kind die Welt verstehen, wenn es sie noch nicht gespürt hat? Erfahrungen, Verständnis und Wissen erlangt ein Kind nicht, indem es die Welt der Eltern nachlebt und deren Vorstellungen entspricht. Ein Kind kann sich nur ein eigenes Bild vom Leben machen, wenn es gefühlt hat, denn dann erkennt es den Hintergrund und kann wahrlich verstehen und begreifen.

Das Einzige, was daran als schwierig angesehen werden kann, ist, dass die Kinder sich im Laufe der Entwicklung von den „Fesseln" der Eltern lösen sollten. Dazu kommt, dass oft ein Kind nur dann spüren kann, wenn es etwas sehr Intensives erlebt hat, was es dazu bringt, zu fühlen und zu hinterfragen. Doch wie löst ein Kind sich von den Eltern, ohne sie zu verletzen, wenn diese doch in ihren eigenen Verhaltensmustern so tief drinstecken, dass sie die Liebe hinter dem Loslassen selbst nicht erkennen? Schon da hat das Kind die erste Hürde, und viele scheitern aus „Anstand" daran.

Doch was ist „An-stand"? Es ist ein Verhalten, was einem als Kind beigebracht wird, um sich ordentlich zu zeigen. Doch wollen sich die Kinder überhaupt ordentlich zeigen oder sind es eher die Eltern, die sich als souverän und gepflegt zeigen wollen? Wie viel Angst und wie viele Dogmen müssen in der Eltern-Generation stecken, dass sie ihre Kinder nicht mehr in Liebe loslassen können? Wieso machen sie ihnen indirekt immer noch Vorwürfe: „*Ja du darfst deinen Weg gehen, doch vergiss uns nicht, denk daran, was wir alles für dich getan haben!*" Warum denken die Eltern überhaupt, dass ihre Kinder es nicht wertschätzen, was sie für sie getan haben? Wieso haben sie Angst nicht geliebt zu werden?

All das wird deutlich, wenn man sich anschaut, wie sie selbst erzogen wurden. Schon die Tatsache, dass sie erzogen wurden, hindert sie am freien Leben und Lieben. Das alles übertragen sie auf ihre Kinder und erwarten unbewusst im Gegenzug, dass sie all das bekommen, was schon ihre Eltern nicht schätzen konnten. Sie haben versucht, es ihnen recht zu machen, um als „gut erzogenes Kind" anerkannt zu werden, jedoch oft vergeblich. Ohne darüber nachzudenken, dass sie nicht wesentlich besser sind als ihre eigenen Eltern, wiederholen sie unbewusst deren Verhaltensmuster.

Genau, das ist es, was ich dir zeigen möchte. Ich möchte sowohl über mich selbst berichten, um all den Kindern und Menschen da draußen Mut zu machen, als auch den Eltern zeigen, was für Auswirkungen ihre Erziehung auf die Kinder haben kann. Ganz wichtig: Es geht hier nicht um eine Schuldzuweisung.

Ich möchte lediglich am liebsten der Menschheit die Augen öffnen, damit jeder seinen Werdegang hinterfragen kann, um herauszufinden: „Wieso ist mein Leben so verlaufen, wie es war, was kann ich tun, damit ich aus dem Hamsterrad herauskomme und jetzt noch genau das Leben führen kann, wie ich es mir schon immer vorgestellt habe?" Ohne meine Erkrankung hätte ich selbst weiter das getan, was den anderen (Erwachsenen) anstand und das mit An-stand.

Beim Hinterfragen ist relevant, dass du ehrlich zu dir selbst bist, egal wie schmerzhaft diese Erkenntnis sein mag, nur wenn du ehrlichen Schmerz erfährst, kannst du auch ehrliche Freude spüren!

Zu meiner Person

Kurz zu mir selbst: Ich war ein freundliches, freches und ordentliches Mädchen, welches zur Schule ging und verschiedene Hobbys ausprobierte. Ich habe den Großteil der Verhaltensregeln und Dogmen der heutigen Gesellschaft als Grundlage für die Erziehung mit auf den Weg bekommen, um später ein „richtiges" Leben führen zu können. Ich habe bis zu meiner Erkrankung mit 17 Jahren immer versucht die gesellschaftlichen Ansprüche zu erfüllen. Ich konnte jedoch noch nie den Sinn des Schulsystems und der Konkurrenz innerhalb der Gesellschaft verstehen. Überhaupt habe ich sehr wenig vom Leben verstanden, und all das, was mir die Jahre über erzählt wurde, konnte ich mir nicht ansatzweise vorstellen. Ich habe das Leben als dieses, wie es mir gezeigt wurde, als sinnlos angesehen. Dabei ist es genau das Gegenteil, wie ich später erfahren durfte.

Durch meine Erkrankung wurde ich zuerst vom Leben isoliert. Das war gut, denn so musste ich mich nicht weiter mit der Sinnlosigkeit des Lebens auseinandersetzen. Doch ich verstand genau so wenig, warum ich jetzt so krank war, wenn ich mir doch solch Mühe gegeben hatte, allen Ansprüchen zu entsprechen. Ich hätte doch eher vor Freude und Liebe strahlen müssen, da ich doch so ordentlich war. Ja, liebe Leser, ein wenig Ironie steckt in meinen Worten und das zurecht, doch dazu später mehr. Ich habe durch meine Erkrankung angefangen das Leben zu spüren und zu verstehen. Ich habe durch dieses Ereignis das Leben angefangen zu begreifen und das, was mir verschiedene Menschen 17 Jahre lang versucht haben zu erklären, verstand ich erst, als ich es selbst spüren durfte. Es dauert nach wie vor noch eine Weile, bis ich wirklich die Sinnhaftigkeit erkannt habe und anfangs war ich auch eher traurig und voller Wut, warum ausgerechnet ich mich solchen Qualen unterziehen musste.

Ich habe mein Abitur noch zu Ende gemacht und dann eine Ausbildung in der Physiotherapie angefangen. Diese musste ich nach dem ersten Lehrjahr abbrechen, weil ich mit neunzehn Jahren schwanger wurde und in neun Monaten Verantwortung für ein Kind haben würde. Genau hier fing mein „Aufwachprozess" richtig an. Dazu kamen ein zweiter Rückfall, bei dem ich quasi wieder von vorne beginnen durfte und auch noch die Trennung des Kindesvaters. Durch all diese Ereignisse wurde mir meine Berufung klar, und ich habe angefangen mir mein Leben selbst zu gestalten. Ich versuche es mir und meiner Tochter so schön wie möglich zu machen. So schön, wie es von der Menschheit zum jetzigen Zeitpunkt machbar ist.

Dieses Buch beabsichtigte ich nicht etwa deshalb zu schreiben, weil es meine Berufung ist, sondern weil ich es möchte. Meine Deutschlehrer würden jetzt sagen, dass ich nicht dazu in der Lage sei, dieses zu vollenden. Doch wieso eigentlich nicht? Ich habe Erfahrungen, die ich mitteilen möchte; mir liegt viel daran, die Gründe und das Zusammenspiel der Ereignisse in meinem Leben darzustellen, um anderen Mut zu machen, dass es immer einen „Ausweg ins Paradies" gibt. Ich beherrsche die deutsche Sprache als Umgangssprache und wenn die Menschen Kafka und Goethe verstehen, wieso dann nicht auch meine einfachen Worte? Wieso nicht aus dem Bauch und dem Herzen heraus schreiben, wenn die Menschen über das Herz leichter zu erreichen sind als über ihren Verstand? Oft ist der Verstand durch den Alltag so blockiert, dass dort kaum noch etwas anderes, abgesehen von den gesellschaftlichen Dogmen, Platz hat. Doch ein Herz hat viel mehr Kapazität und Gefühlsempfinden, als wir uns nur ansatzweise vorstellen können.

Liebe Leser, lest es in Ruhe. Seid ihr müde, hört auf und ruht. Euer Körper sendet euch ein Signal, wenn er Zeit braucht, um die Worte zu verarbeiten. Das gilt nicht nur für meine, sondern für alle Worte, die euch am Tag begegnen. Fühlt euch beim Weiterlesen in diese Worte ein. Ich schreibe diese mit allen Gefühlen, die ich dabei empfunden habe. Lasst euch darauf ein und ihr werdet sie ebenso spüren können.

Zu solchen Erkenntnissen kam ich persönlich durch einen wiederkehrenden Traum, der mir dazu verhalf, viel mehr auf meinen Bauch zu hören und auf meine Gefühle zu achten. Ich begann dann auch andere Bücher als zuvor zu lesen.
Diese Bücher und eigenes Nachdenken haben mir zu neuen Sichtweisen verholfen, die für mich so bedeutsam sind, dass ich sie anderen mitteilen möchte.

Kapitel 1
Meine Träume

Ich habe mir nie vorstellen können ein Buch zu schreiben. Ich wusste nicht, welchen Umfang das haben würde und welcher Aufwand damit einhergeht. Ich hatte keine Ahnung, was es bedeutet, so viele Worte zu schreiben, was sie auslösen, bewirken und in Gang bringen können.

Ich habe viel in den letzten Jahren erlebt und entschloss mich, das alles einmal niederzuschreiben. All meine Gedanken, Gefühle und Emotionen. Nicht nur mein Schicksal, sondern auch mein wiederkehrender Traum waren der Auslöser für meine Erkenntnis.

Ich träumte es fast jeden Abend. Immer wieder, wenn ich zur Ruhe kam, begann sich ein Strudel zu öffnen, der mich umhüllte und mich mitnahm, weswegen ich von mehreren Träumen schreibe. Immer wieder hatte ich große Angst. Ich brauchte sehr viele Anläufe, um mich dem Strudel hinzugeben. Jedes Mal wurde ich leichter, freier und klarer. Es wurde alles heller und liebevoller. Dennoch hatte ich große Angst vor dem, was mich dort erwartet. Wir kennen es alle, jedoch haben nicht mehr viele Menschen dazu Zugang. Allmählich kommen immer mehr Menschen wieder zum Ursprung der Energien und Kraft der Gedankenwelt. Etwas Übersinnliches.

Eines Abends war es so weit, ich sagte mir immer wieder: „Ich schaffe das, ich schaffe das."

Es erinnerte mich immer an ein Lied, welches ich als Kind sehr oft hörte und in Teilen mein eigenes Leben widerspiegelte: Rolf Zuckowski - Ich schaff das schon.

Mit diesen Gedanken ließ ich mich auf den Strudel ein und folgte ihm gedanklich. Dann passierte etwas Unglaubliches. Ich konnte meinen Körper von oben sehen, wie ich da lag und eigentlich schlief. Ich war federleicht und konnte in diesem Moment auch nichts von meinem Körper spüren, ich wusste nur, ich lebe, weil ich dieses Gefühl in mir trug. Es war beängstigend und magisch zu gleich. Ich glich einem Engel und „spürte" nachträglich auch die Stellen am Rücken, wo die Flügel normalerweise, wie auf den bekannten Bildern, rauskommen. Es war himmlisch, und dann ging es seinen Gang. Ich sprach mit jemandem, den ich nicht sah, ich spürte viele Entscheidungen, wo ich mir in meinem Erdensein nicht sicher war, wie ich mich zu entscheiden habe. All so was sah ich und spürte ich, ich war in einer Stufe der Telepathie angekommen. In einem Zustand, wovon viele Mythen, Sagen, Geschichten und letztendlich die Glaubensrichtungen handeln. Ich befand mich dort, wo einst Buddha gewesen ist, in einem Zustand, den man eigentlich erst erlangen muss, in verschieden Schritten. Ich hatte sicher auch Stufen durchzogen, jedoch sehr, sehr unbewusst. Ich hatte mich noch nie zuvor mit dieser Thematik befasst, oder daran gedacht, dass es so etwas geben könnte.

Ich kam dort auch im Tiefschlaf hin. Ich träumte sehr intensiv und war dann wie wach, obwohl ich schlief.

Anfangs kam ich immer sehr unkontrolliert in diesen Zustand, somit war meine nächste Aufgabe, alles bewusst und kontrolliert zu machen und umzusetzen. Das war eine recht schwierige, aber lösbare Aufgabe. Durch diesen Zustand, in den ich kam, wenn ich in Ruhe war, erlangte ich unglaubliches Wissen, viel Energie und Klarheit.

Für alle, die nicht an so was glauben: Ich bin nicht gläubig, aber diesen Teil der Energie habe ich selbst erlebt und arbeite mittlerweile beruflich damit, und der Erfolg davon ist faszinierend. Energien sind in der Physik, in der Chemie mehr als bekannt. Letztendlich ist sie überall, warum also nicht in unseren Körpern, Gedanken und im Erden-Sein? Wieso sollten wir davon verschont bleiben, wenn unser ganzer Körper mit Prozessen und Energieflüssen voll ist. Die Chinesen wussten es schon lange, TCM und Akkupunktur bestätigen ihr Wissen über die Energie und ihren Fluss.

Für alle Kritiker: Ich rede hier nicht von Esoterik, selbst das Wort „Spiritualität" würde ich in dem Zusammenhang noch nicht verwenden, denn das, was ich erlebte bzw. nach wie vor erlebe, ist lediglich ein Ergebnis aus energetischen Prozessen, Bewusstseins-Dasein und Gedankenkontrolle, die jeder einzelne erreichen kann, wenn er bereit dafür ist. Viele nennen es Meditation oder Seelische Reisen, um es verständlicher zu beschreiben. Es ist ein großes Gebiet auf einem schmalen Grad; viele Nutzen ihr Wissen und Handeln aus, um einen hohen finanziellen Ertrag zu erlangen, andere rutschen dadurch in die negativen Veranlagungen und vergessen den Vorteil von dieser Gabe und die, die es aus Leidenschaft und Wohlwollen praktizieren, haben es immer schwerer dagegenzuhalten und zu zeigen, dass sie den Menschen damit helfen wollen.

Ich möchte euch mitgeben, solche Zeichen ernst zu nehmen und von allen Seiten zu betrachten. Fühlt euch rein und hört auch auf euren Bauch. Vielleicht schreibe ich ja irgendwann ein Buch über überdimensionale Reisen.

Kapitel 2
Wie wird „Erwachsen" definiert und was bedeutet das für ein Kind?

Ich bin eine jüngere Schwester, quasi die Kleine, das bleibe ich auch und wird mich mein ganzes Leben begleiten. Aber nur weil ich die Kleine bin, heißt es nicht, dass ich nicht auch groß sein darf. Doch was bedeutet groß sein eigentlich? Viele sagen, du bist noch nicht erwachsen und groß genug, um das zu begreifen, du brauchst noch Zeit. *„Mmh", denke ich mir, „und du bist also schon erwachsen und groß genug? Doch du verstehst es auch nur nicht, sonst könntest du auf meine Fragen ehrlich antworten. Und wenn es nur die Wahrheit ist: ,Ich weiß es nicht.'"* Wieso fühlen sich „Erwachsene" Kindern gegenüber so überlegen? Ganz einfach, sie reden nur genau das nach, was ihre Eltern ihnen als Kind ebenso gesagt haben. Sie haben es als Wahrheit übernommen, ohne es zu hinterfragen. Woher kommt das?

Die Menschen denken, dass je älter sie werden, desto klüger werden sie. Das ist nicht ganz unlogisch, allerdings wird einem Kind dadurch unbewusst übermittelt, dass es keine Ahnung haben kann. Die Menschen werden nicht klüger, sondern sie haben einfach nur mehr Erfahrungen gemacht, wodurch sie diese Situation besser spüren und nachvollziehen können. Wäre es nicht besser dem Kind zu sagen: *„Meine Erfahrung war nicht erfüllend, jedoch habe ich daraus gelernt. Finde für dich selbst heraus, welche Schlussfolgerung du aus der Erfahrung ziehen möchtest."* Eltern sind dafür da, um Kinder zu begleiten und nicht ihnen zu sagen, welchen Weg sie gehen sollen. Denn das findet jeder selbst heraus.

Ein Kind kommt schließlich auf die Welt und unterliegt noch

keinen Dogmen oder Verhaltensmustern. In dem Moment, wenn es schreit und das erste Mal atmet, ist es ein reines und weises Lebewesen. Seine Seele enthält noch alle Weisheit, die in uns steckt. Erst später, ungefähr ab dem Kindergartenalter, wird diese Reinheit überwiegend durch die gesellschaftlichen Dogmen unterdrückt und gerät in Vergessenheit. Mittlerweile geschieht das schon ab einem Jahr bzw. noch viel früher, weil viele Mütter in das Berufsleben zurückwollen.

Ich möchte nicht beurteilen oder verurteilen, wieso die Mamas so früh zurück in ihr altes Leben wollen. Das kann verschiedene Gründe haben. Doch ich möchte euch zumindest mitgeben, einmal darüber nachzudenken, was euch so viel wichtiger ist als das eigene Beobachten des Kindes. Der Beruf bleibt, in den kann eine Mama wieder zurück, doch die ersten drei Lebensjahre eines Kindes kommen nicht wieder zurück. Ich möchte ein paar Fragen in den Raum stellen, die jeder für sich selbst ehrlich beantworten soll, in Bezug auf die Elternzeit.

Wieso gebe ich die Verantwortung an einen „fremden" Menschen ab? Wieso überlasse ich anderen Menschen die Entwicklung meines Kindes? Wieso nehme ich die Entwicklung meines Kindes nicht selbst in die Hand? Was hindert mich, mein Kind so zu begleiten, wie ich es mir in meinem tiefen Herzen vorstelle? Wenn du all deine Verhaltensmuster und „Probleme" einmal beiseitelegst, wie würdest du dein Kind gerne begleiten?

Ich werde zwei Versionen schildern. Erste Version: Du und dein Mann habt euch intensiv mit der „Erziehung" eures gemeinsamen Kindes auseinandergesetzt. Ihr habt viel gelesen und beschlossen, dass jetzt der richtige Moment sei, um ein Kind zu schaffen, um euer Leben als Familie zu gestalten. Dieses Wunschkind soll euch erfüllen und eine richtige Familie aus euch allen machen. Du wirst schwanger, machst alles, was du einmal gelesen hast und du hinterfragst es nicht, denn die Ärzte, Hebammen und Wissenschaftler haben das studiert und können dir nur das bestmögliche Wissen übermitteln. Euer Kind wird geboren, und du nimmst ein Jahr Elternzeit, in welchem du Elterngeld bekommst. Ihr habt vorher alles überprüft, dass ihr mit dem Geld zurechtkommt. Die erste Zeit genießt du, ihr kuschelt viel und genießt die Zweisam- und Dreisamkeit. Das Kind wird aktiver und es fängt an seinen eigenen Rhythmus zu gestalten. Du kommst in eine gewisse Unzufriedenheit, da sich alles um das Kind dreht; es verlangt sehr viel von dir und du bist überfordert. Du erkundigst dich wieder, doch keiner der wissenschaftlichen Artikel bringt Besserung in deine Situation. Dein Ziel lautet allmählich immer deutlicher: Mit einem Jahr geht das Kind in die Kinderkrippe, dann habe ich wieder mehr Zeit für mich, verdiene mein eigenes Geld und alles wird wieder ruhig. Dein Kind kommt in die Kinderkrippe, mal mit Schreien mal ohne, irgendwann gibt es auf sich zu wehren. Jeden Morgen wird es in die „Einrichtung" gebracht und von anderen versorgt, ohne mütterliche Nähe, oftmals acht Stunden täglich.

Zweite Version: Ihr beide habt euch eurer Leben zusammen gestaltet, ihr habt für euch beide herausgefunden, dass ein kleines Wesen eure Beziehung nicht verschönert, auch nicht einheitlich macht, sondern das Sahnehäubchen eurer Liebe sein soll. Es soll die Vereinigung zweier Liebenden zeigen, die ihr Sein in einem gemeinsamen Kind verkörpern wollen. Auch ihr lest über grundlegende Schritte nach, schaut jedoch, wie weit ihr euch mit welchen Aussagen identifizieren könnt oder nicht. Die Schwangerschaft ist wunderbar, du erzählst mit deinem Kind, nimmst ein-, zweimal eine Ultraschalluntersuchung aus Neugier mit und freust dich, dein kleines Wesen schon einmal gesehen zu haben.

Das Kind wird geboren, du genießt die Zeit mit dir und dem Säugling und blühst in deiner Mama-Rolle auf. Du unternimmst gelegentlich etwas und denkst ab und zu an dich, während der Papa auf das Kind aufpasst. Du spürst, dass dein Kind sowohl die Natur als auch andere Kinder erkunden möchte. Du triffst dich in Gruppen oder in kleinen Freundeskreisen und die Kinder erforschen einander. Du spürst, dass dein Kind dich nicht mehr so oft braucht, doch das umfasst am Tag vielleicht zwei bis drei Stunden. Also fängst du an, wenn es ungefähr vierzehn oder fünfzehn Monate alt ist, mit eurem Kind in Krabbelgruppen zu gehen.

Das ist eine regelmäßige Angelegenheit und euer Kind weiß irgendwann die Menschen zuzuordnen und freut sich für diesen Moment, Mama nur am Rand sitzen zu haben. Doch du kannst es weiter beobachten, und seinen Charakter besser verstehen.

Du gehst auf seine Bedürfnisse ein und abends gönnst du dir eine warme Badewanne nach deinem Bedürfnis. Ab und zu dürfen Oma und Opa auf das Kleine aufpassen, und es lernt langsam Vertrauen aufzubauen, dass Mama wiederkommt, und Oma und Opa eigentlich auch ganz freundlich sind. Mit zwei Jahren spricht es schon schön und vielleicht erwähnt es öfters mit Kindern zusammen sein zu wollen, du überlegst dir, das Kind in die Kinderkrippe für halbtags zu geben. Die Grundbausteine hast du gelegt, und es ist bereit ganz eigene Erfahrungen zu machen, ohne Mamas Hilfe oder Aufsicht. Es freut sich riesig, dass du seinen Wunsch erkannt hast und zugleich weiß es: Am Nachmittag habe ich Mama ganz für mich. Das Vertrauen wird immer stärker und bald möchte es auch dort schlafen und länger dortbleiben. Und schon hast du selbst einen ganzen Vormittag nur für dich. Du hast dich zweieinhalb Jahre zurückgenommen, doch dich nicht vergessen und dein Kind ist glücklich und ihr habt eine wundervolle Beziehung zueinander. Du genießt deine restliche Elternzeit und steigst dann langsam wieder ins Berufsleben ein, du fühlst dich wohl. Alle Überbleibsel deiner Schwangerschaft sind weg, du fühlst dich fit und stark. So hast du den ersten Loslass-Prozess in Liebe mit deinem Kind zusammen erlebt.

Reflektiere nun für dich selbst, das können auch Väter, welche Version kühler und welche wärmer ist. Ich möchte keine Auflösung schreiben, denn auch ich hatte für meine Tochter noch nicht die optimale Variante gewählt. Daher möchte ich sie bei einem nächsten Kind noch einmal anders umsetzen, weil ich mich ebenso noch nicht von allen Dogmen loslösen konnte; ich rede von einem Lebensprozess.
Themenauflösung braucht Zeit, damit wir sie selbst erkennen, annehmen, um sie dann in Liebe loszulassen. Genau mit der Liebe, die der bedingungslosen, unendlichen Liebe am nächsten kommt: Selbstliebe.

Ich wurde auch früh in die Kinderkrippe gegeben, hatte den Bonus, dass meine Mama nur sechs Stunden arbeiten gegangen ist und wir einen großen Garten hatten, in dem wir uns frei bewegen konnten. Ich verstand z. B. nie, warum jeder bei seinen eigenen Eltern essen musste, doch das war eben so. Wieso? Weil keiner das Gefühl zulassen wollte, dem anderen zur Last zu fallen. Doch mit einfacher Kommunikation wäre das Problem gelöst gewesen. *„Du, ich habe Nudeln mit Tomatensoße gemacht, die Kinder spielen so schön, wollen wir alle zusammen essen?"* Da hätte der andere immer noch mit „Ja" oder „Nein" antworten können.

Doch es wurde vorausgesetzt, dass er mit „Nein" antworten würde, also wurde nicht gefragt. Und das soll ein Kind verstehen? Nein, das geht nicht, denn das Kind hat das Bedürfnis, das Gefühl, mit seinem Spielkameraden noch weiter Zeit verbringen zu wollen, und es bekommt die Antwort: „*Nein, das geht nicht.*" Es wird ein bedeutungsloser Grund genannt: „*Komm, wir essen jetzt, es ist Zeit für Mittagsruhe, die anderen wollen auch ihre Ruhe haben.*" In dem Kind läuft der Gedankengang ab: „*Woher möchten Mama oder Papa wissen, dass sie Ruhe wollen?*" In diesem Moment wird das Kind oft als anstrengend abgestempelt, weil es so viel fragt. Doch wieso fragt es so viel? Weil es die Worte der Eltern einfach nicht fühlen kann, wie auch, wenn kein ehrliches Gefühl enthalten ist.

Ein Beispiel dafür: Meine Tochter ist laut und spielt voller Freude, ich möchte abwaschen und Ruhe genießen und sage: „*Hör jetzt bitte auf, spiele leise und höre bitte auf hier herumzurennen.*" Meine Tochter hält kurz inne und gleicht intuitiv meine Worte mit meiner Gefühlsebene ab und findet heraus, dass beides nicht auf einen Nenner kommt. Logisch. Innerlich möchte ich nicht, dass mein Kind leise in der Ecke spielt, denn es ist doch wundervoll, so ein frohes Kind zu haben. Ich hätte mein Bedürfnis nicht in Zorn, sondern in Liebe mitteilen sollen: „*Liebes, Mama ist müde und erschöpft. Ich würde gerne aufwaschen und danach spielen wir zusammen. Bitte sei für diesen Moment ruhig.*" Sie spürt, dass ich aus dem Herzen heraus spreche und kann es nachempfinden, weil sie sich auch schon mal müde oder erschöpft gefühlt hat. So respektieren wir beide die Bedürfnisse des anderen und kommen Stück für Stück auf einen Nenner.

Das bedeutet ständige Selbstreflexion. Ja, das ist manchmal anstrengend, doch wenn du dir im selben Moment wieder deutlich machst, was du dabei Gutes an dein Kind weitergibst, lohnt es sich, sich immer wieder selbst zu reflektieren. Auch wenn es nicht klappt, ist es schon ein großer Erfolg dir selbst zu verzeihen. Dir selbst zu verzeihen ist eine der Grundlagen, dein altes Verhaltensmuster zu lösen!

Zu Beginn fragte ich, woran man an einem Menschen erkennen kann, dass er erwachsen ist. Diese vielen Aspekte zeigen, dass das Alter allein ihn nicht erwachsen macht, auch nicht, dass er Abitur, ein Studium und eine angesehene Arbeit hat. Ein Mensch ist dann erwachsen, wenn er sich in Augenhöhe mit jedem sieht, sowohl mit der Natur und mit Kindern als auch mit Tieren, einfach mit allem, was existiert. Denn nur dann hat er verstanden und das Feingefühl, alles im Ganzen zu betrachten, wie ein weiser Alter mit unzähligen Erfahrungen. Die Schlussfolgerung daraus ist, dass Kinder weise sind, halt aber eben noch nicht erwachsen, dafür haben sie noch das ganze Leben vor sich. Doch das Erschreckende ist, dass der Großteil der Erwachsenen gar nicht erwachsen ist!

Zurück zu meiner Rolle als kleine Schwester. Ich lebe diese Rolle gerne, sie hat viele Vorteile und vor allem den, eine fürsorgliche große Schwester zu haben. Doch wir haben gelernt, dass wir für bestimmte Situationen auch tauschen können. Die große braucht manchmal auch den Rat der kleinen. Genauso ist es auch zwischen Eltern und Kindern. Hört euren Kindern einmal mehr zu und ihr könnt noch sehr viel von ihnen lernen, was ihr selbst schon wieder vergessen habt. Genauso hören die Kinder dann auch euch zu und werden danach für sich herausfinden, wie es für sie selbst richtig ist. **Es ist ein wundervolles Wechselspiel, wenn sich die Menschen jeden Alters, jeden Bildungsstandes und jeder Herkunft in Augenhöhe betrachten und begegnen.**

Kapitel 3
Die Bedeutung der Krippenzeit für das Vertrauen

Durch meine frühe Krippenzeit habe ich gleich ein Thema mitbekommen: **Vertrauen.** Dieses ist sehr weit verbreitet, denn wer hat eigentlich noch so richtig Vertrauen in seine Mitmenschen bzw. in sich selbst? *„Bitte, sag es keinem weiter, ich möchte nochmal darüber nachdenken."* Zwei Tage später: *„Du, mir wurde gesagt, du hast mit mir und dem ein Problem, wieso hast du nicht den Mut es selbst anzusprechen?"* So geht es vielen, doch woher kommt das?

Erst einmal meine persönliche Erfahrung. Ich weiß nicht genau, wie meine Eingewöhnung in die Kinderkrippe war, jedoch weiß ich, dass sie nicht so human wie bei meiner Tochter abgelaufen ist. Zumal die Erzieher sehr nach dem vorgegebenen System gearbeitet haben; da war nicht so viel Platz für Gefühle. Ich war ein Jahr alt, wurde in eine Einrichtung gegeben und von fremden Frauen behütet. Ich hatte dort Regeln zu beachten und durfte zu bestimmten Zeiten spielen. Ich würde es nicht mal freies Spielen nennen, denn irgendetwas wurde einem immer verboten. Klingt jetzt schon voll öde. Manche sagen sicher, deine Mama musste doch arbeiten, sie wollte nur das Beste für dich, und die Erzieher haben auch alles Mögliche getan. Ja, da gebe ich dir Recht, das möchte ich auch nicht anzweifeln, doch es ist schon erschreckend, was aus unserer Menschheit geworden ist. Meine Mama weiß, wie ich darüber denke und genauso weiß sie, dass ich weiß, dass sie zu diesem Zeitpunkt bestmöglich gehandelt hat. Das sind Fakten, doch ändert das alles nichts an meinen Themen, die mir dadurch mitgegeben wurden.

Eines werde ich doch bemängeln: Jeder ist ein eigenständiger Mensch, sie hätten nachforschen können, darüber nachdenken können, ob das, was sie tun oder wie sie handeln, wirklich ihrem Ideal entspricht. Okay, das ist äußerst schwer mit all den Verhaltensmustern, die auf einem liegen, doch sie hätten es geschafft, wenn sie drangeblieben wären. Jeder kann es auch heute noch schaffen!

Ich war also nun in einer Einrichtung. Schon einmal über das Wort nachgedacht? Klingt furchtbar! Ein-Richtung. Korrekt, wir passen auf die Kinder nur in „Eine Richtung" auf. Wir schauen nicht nach links oder rechts, wir schauen auch nicht auf die Bedürfnisse der Kinder. Egal, ob bewusst oder unbewusst, derjenige, der sich das ausgedacht hat, hat es raffiniert angestellt und alle in diesen Bann gezogen. Nach diesem Prinzip sind dann auch die Ausbildungen für die Erzieher aufgebaut. Dort werden durchaus wichtige Punkte angesprochen, doch der Großteil dieser klammert die Bedürfnisse der Kinder aus. Es geht darum, die Kinder möglichst in ihrer Vielfalt klein zu halten, damit sie nicht den Blick haben zu spüren, was hier eigentlich schiefläuft. Aber sie spüren und teilen es mit, doch die Eltern verstehen es nicht, weil sie es selbst nicht mehr spüren können. Ja, das klingt hart, aber schau dich um. Ein Kind schreit bei der Übergabe. Die Eltern sagen: *„Alles wird gut, wir sind bald wieder da. Frau X passt gut auf dich auf."* Wow, bei dem Teil bin ich immer wieder schockiert. Denn die Eltern vertrauen einer fremden Person mehr als sich selbst. Sie sagen dem Kind etwas, was vielleicht nicht mal stimmt. Woher wissen denn die Eltern, wie die Erzieherin mit ihrem Kind umgeht? Sind die Eltern wirklich so naiv geworden zu glauben, dass das, was sie ein- oder zweimal gesehen haben, jeden Tag so passiert? Oder ziehen sie vielleicht auch in Erwägung, dass sich ihr Kind bei dieser Erzieherin eben nicht wohlfühlt. Unabhängig davon, ob die Zeit der Eingewöhnung die richtige ist, hören die Eltern ihrem Kind nicht zu. Das Kind, welches sie über alles lieben und ihnen versucht mitzuteilen, dass es sich nicht wohlfühlt, wird mit solch einem kalten Satz abserviert. Das drücke ich so hart aus, weil ich möchte, dass du darüber nachdenkst und verstehst, warum dein Kind das eine oder andere Erlebnis hat, welches aus einer ähnliche Situation hervorgeht.

Dass du die Eingewöhnung deines Kindes nicht noch einmal durchführen kannst, dessen bin ich mir bewusst, doch du kannst dieses Thema aufarbeiten und lösen. So kannst du deinem Kind und dir selbst verzeihen und ihm helfen. Die Gründe, weswegen du so gehandelt hast, spielen dabei keine Rolle. Wichtig ist, dass du dich so annimmst, wie du bist und dir das selbst verzeihst, dann wird auch dein Kind spüren, wie du Stück für Stück mit dir ins Reine kommst. Und es ist ebenso nicht zu vergessen, dass Kinder sich ihre Eltern aussuchen[3], weil sie gewisse Erfahrungen machen wollen, um sie zu spüren. Doch wir sind hier auf Erden, um aus jeder Erfahrung zu lernen, denn jede Erfahrung bringt uns ein Stück näher zu uns selbst. Der eine braucht etwas länger, der andere wird vielleicht ein wenig dazu gedrängt und der Dritte mag sich eben viel Zeit lassen. Für jeden so, wie es eben richtig ist.

Dabei dürfen wir uns alle gleichzeitig in Akzeptanz üben.

Das Kind hört diesen obengenannten Satz und erfährt Unmengen an Emotionen: Angst, Vertrauensbruch, fehlende Zuneigung, Ungleichgewicht zwischen Worten und Gefühlen. Es kann diese Fülle nicht zuordnen, am wenigsten, dass die Eltern jetzt einfach gehen. Und von der Erzieherin kommt das gequälte

---

[3] http://www.krafttiere-wissen.de/seelenebene.html; Der Weg der Seele.

Gefühl, diesem Kind irgendwie die bestmögliche Liebe zu übermitteln. Doch wie soll das gehen, wenn diese Person selbst so festhängt, dass sie kaum Liebe ausstrahlt, egal wie sie sich bemüht? Irgendwann gibt das Kind sich damit ab, sitzt die Zeit ab und in der Trauer vergisst es ganz zu spielen. Fängt es an zu spielen, kriegt es den nächsten Satz zu hören: *„Sei vorsichtig, das ist noch zu viel für dich."* *„Okay, die Frau, die mir krampfhaft versucht Liebe und Vertrauen zu geben, möchte mir jetzt auch noch sagen, was gut für mich ist?"* Das Kind gerät immer mehr in Unsicherheit, es weiß gar nicht mehr, was erlaubt oder nicht erlaubt ist, inwieweit es etwas ausführen darf und vieles mehr. Es ist die ganze Zeit damit beschäftigt abzuwägen, wie es sich am intelligentesten verhält, um bloß nicht aufzufallen, oder das Gegenbeispiel; es ist so damit überfordert, dass es wortwörtlich, völlig am Rad dreht.

Eine Zeit lang versucht es jeden Morgen den Eltern dasselbe mitzuteilen, bis es keine Kraft mehr hat und sich den Umständen hingibt. Wollen wir das wirklich für unsere Kinder? Warum kann denn nicht mit dem Kind zusammen die Eingewöhnung stattfinden? Richtig, weil wir Kinder immer noch als unwissend und naiv abstempeln. Doch da täuschen wir uns sehr. Ich habe durch die Eingewöhnung eindeutig einen Knacks weg und mein Vertrauen war auch sehr brachgelegt. Ich möchte euch von der Eingewöhnung meiner Tochter erzählen.

Ich habe meine Tochter durch einen Kaiserschnitt zur Welt gebracht, was ich bis heute noch nicht vollständig aufgearbeitet habe. Umso erfreuter war ich, dass ich sie stillen konnte. Ich habe sie eineinhalb Jahre gestillt. Mit einem halben Jahr wollte sie mit uns zusammen essen und wir gaben ihr Gurke, Brot oder ähnliches. Ich musste sie dann abrupt abstillen, auf Grund meines zweiten Rückfalls. Das war hart und es wird später sicher noch mal zu einem Thema, worüber wir reden werden. Für

24

diesen Moment war es gut, denn sie war nicht nur abgestillt, sondern fing auch sofort an durchzuschlafen. Für mich war klar, dass ich mein Kind erst in eine Kinderkrippe geben möchte, wenn es abgestillt ist.

Unser erster Versuch war, meine Tochter mit eineinhalb Jahren in einer städtischen Kinderkrippe unterzubringen. Sie hatte gespielt, es war alles neu, ihre Oma oder ich waren dabei. Als wir anfingen, meine Tochter dort für kurze Momente allein zu lassen, spürte sie eine intensive Energie und wusste, es wird was passieren, wozu sie noch nicht bereit ist. Nach einer Woche wollte die Kleine nicht mal auf das Fahrrad aufsteigen, weil sie schon wusste, was kommen würde. Es kam ihr erster Trennungsversuch. Schon das Wort regt zum Nachdenken an. Trennungs-Versuch. Wieso eine Trennung versuchen, wenn sie auch machbar wäre in beiderseitigem Einverständnis? Meine Tochter wurde ziemlich lange alleine gelassen, bis sie die Oma wieder zu ihr gelassen haben. Sie hatte bereits geweint und die Erzieherin sagte: *„Ach, das ist immer am Anfang so."*

Ganz ehrlich, nein. Nicht, wenn es auch anders geht. Es gibt immer mehrere Wege. Danach war es auch vorbei. Bezug zu ihrer Erzieherin hatte sie nie wirklich gehabt und sie hat die Oma nicht mehr aus den Augen gelassen. Für mich stand fest, den Versuch abzubrechen und ich entschied mich sie bis drei zu Hause zu haben. Nicht zur Freude aller. Denn keiner verstand mich, bis auf meine Mama. Ich hatte mein Kind schon mal mit einem Jahr in einem Waldorfkindergarten angemeldet, aus dem Grund, weil er einfach klein war, was die Kinderzahl enorm einschränkte. Erst später setzte ich mich mit dieser Pädagogik auseinander und stellte fest, dass sie meinen Vorstellungen sehr gut entsprach. Meine Tochter wurde zwei Jahre alt und wenige Monate später meldete sich dieser Kindergarten und bot uns einen Platz an. Ich war erst skeptisch, weil ich sie eigentlich erst mit drei hingeben wollte, doch sie forderte auch den Kontakt zu anderen Kindern. Ich sagte zu und sie riefen noch weitere zweimal an, wodurch es immer eher wurde. Die Eingewöhnung lief bestens, allerdings war ich zu diesem Zeitpunkt auch schon so mutig, die Eingewöhnung mit der Erzieherin zu besprechen. Ich sollte immer sagen, ich gehe arbeiten. Doch dann hätte ich meine Tochter angelogen, denn ich ging nicht arbeiten. Ich nutzte die Zeit für mich, um zu schauen, was ich eigentlich machen möchte. Das habe ich auch so kundgetan, auch dass ich mein Kind über unser Vorgehen informieren werde.

Das fand sie nicht gut, doch sie erkannte schnell, dass das bei meiner Tochter der beste Weg war. Denn sie konnte meine Worte mit meinen ausgesendeten Gefühlen verbinden und sie ergaben oftmals eine Einheit. Die ersten Verabschiedungen waren gut, und nach drei Wochen kam es zu einem spannenden Ereignis.

Sie war den ganzen Morgen quengelig und irgendetwas bedrückte sie. Im Kindergarten angekommen und übergeben, schrie sie einmal kurz richtig laut auf. So etwas habe ich von ihr noch nie gehört. Doch es tat nicht in meinem Herzen weh, es war ein Befreiungsschrei, den sie noch nie hatte, nicht mal zu ihrer Geburt. Sie kam heraus und es kam kein Ton, zwei Jahre später kam ihr Geburts-, ihr Abnabelungsschrei endlich heraus. Danach war sie wie ausgewechselt und es kam kein Meckern am Morgen mehr. Nach fünf Monaten wollte sie endlich mit den Kindern zusammen Mittagsschlaf machen. Vorher hatte sie Nein gesagt, als ich sie fragte. Klar, war sie aufgeregt, doch ihre Freude überwog den kleinen Zweifel in ihr. Meine Tochter geht sehr gerne in den Kindergarten und genau so freut sie sich ein

26

Mittagskind zu sein. Unser Vertrauen zueinander hat uns durch diese Phase mit viel Liebe und Mut gebracht. Es geht also auch anders. Bedürfnisse beider Seiten in Einklang zu bringen, ist nicht immer einfach. Doch durch Selbstreflexion und genaueres Betrachten der Wichtigkeit können Eltern sehr gut herausfiltern, welcher Schritt am besten für alle ist.

So etwas konnte ich in meiner Zeit nicht genießen und das fiel mir noch des Öfteren auf meine Füße. Wie es sich bei meiner Tochter auswirkt, werde ich in der Zukunft sehen. Noch einmal zu den Begriffen. Ich verwende sie zwar, jedoch finde ich keinen von denen passend. Von dem Wort Einrichtung sind wir langsam weggekommen, doch auf den Verträgen steht es noch heute drauf. Kinderkrippe, Kindergarten, Kinder-Krippe, Kinder-Garten. Sie sind schon wesentlich schöner formuliert, jedoch finde ich sie immer noch nicht passend für solche weisen Wesen, unsere Kinder. Auch die Bezeichnung Kindertagesstätte. Kinder-tages-stätte. Es klingt und fühlt sich einfach abgeschoben und kühl an, vielleicht finden wir eines Tages ein warmes und gefühlvolles Wort für den Ort, den Raum, in denen wir unsere Kinder für einen gewissen Zeitraum lassen.

Kapitel 4
Warum bestrafen wir?

Ich wurde also mit einem Jahr einer fremden Frau übergeben und habe mich dann mit meinem Schicksal abgefunden. Ich verstand schon in meinen ersten drei Lebensjahren die Welt nicht. Ich wollte auch nicht wahrhaben, dass sie so aussehen sollte, wie ich sie gesehen habe. Ich kam dann in den Kindergarten. Ich gebe zu, ich hatte wirklich wundervolle Erzieher, doch da war ich auch schon drei, ich wollte nicht immer bei Mama und Papa sein. Meine damaligen Erzieher hatten jedoch auch noch ein sehr festgefahrenes System übermittelt bekommen, wodurch ich in meiner Kindergartenzeit einfach intellektuell eingeschränkt war. Somit konnte sich meine Vielfältigkeit nicht vollständig entwickeln.

So geht es vielen Kindern, damals wie heute. Der Tag war durchorganisiert und es gab feste Regeln, entsprachen wir Kinder denen nicht, wurden wir bestraft.

Warum bestrafen wir Kinder? Oder wieso erpressen wir sie? Ich erwische mich selbst immer wieder dabei, wie ich versuche meine Tochter emotional zu erpressen. *„Wenn du jetzt nicht gleich schläfst, gehe ich raus."* Das ist für sie das Schlimmste, was für sie im Moment eintreten kann. Doch wieso mache ich so etwas? Mein Bedürfnis ist, einen möglichst ruhigen und langen Abend mit mir selbst zu verbringen. Also muss das Kind in meinen Augen schnell schlafen, ich bringe Druck in die Situation. Den Druck spürt das Kind und kann ihn nicht einordnen, wird unruhig und die Lage spitzt sich nur noch mehr zu. Ich merke, sie wird noch aufgedrehter, also nehme ich noch einen härteren Tonfall an. Bei ihr läuten alle Alarmglocken und sie dreht völlig ab. Das kann noch viel weiter gehen, wenn es einem nicht irgendwann bewusst wird.

Mein Bedürfnis ist so groß, dass ich nicht daran denke, dass das Kind auch eines hat. Wenn ich von Anfang an ihr Bedürfnis realisiert hätte, hätte sie keinen emotionalen Stress erlitten und wäre womöglich eher eingeschlafen. Wenn ich mich jetzt dabei erwische, sage ich selbst „Stopp" zu mir! Bringe mich von meiner emotionalen Lage runter, erkläre ihr meine Gefühlslage und dann finden wir zusammen einen Kompromiss, dass beide Seiten ohne Stress da herausgehen.

Ich möchte nicht sagen, dass das einfach ist, doch die Ergebnisse sind der Wahnsinn. Stell es dir einmal andersrum vor: „Du bist ein Kind von zwei Jahren. Du möchtest manchmal groß, manchmal klein sein. Ein paar Verhaltensmuster hast du mitbekommen und dich stets bemüht deinen Willen durchzusetzen. Doch abends vertraust du darauf, dass Mama oder Papa dich in den Arm nehmen, dir Halt und so viel Liebe geben, wie du brauchst. Denn du brauchst sie einfach, weil du entwicklungstechnisch noch emotional abhängig davon bist. Im Bett sagt dir dann deine Bezugsperson, weil du nicht sofort schläfst: ‚Wenn du jetzt nicht gleich ruhig bist und schläfst, gehe ich!' Das ist total schrecklich, denn nicht nur meine Bezugsperson möchte weggehen, ich muss unter Druck schnell einschlafen, und wie sicher kann ich mir eigentlich sein, dass sie dann trotzdem noch ein wenig bei mir liegen bleibt?"

Ganz viele verschiedene Gedanken gehen durch den Kopf und dadurch entsteht noch mehr Unruhe. Wer kann schon mit vielen Gedanken und mit Druck einschlafen? Keiner! Also liebe Eltern, egal, wie hart der Tag war, euer Kind kann nichts dafür. Erklärt es ihm und sprecht darüber. Denkt an die Augenhöhe, bei solchen Themen ist es wirklich angebracht, das

Kind mit einzubeziehen. Auch ich arbeite jeden Abend an mir, weil ich meiner Tochter nicht mehr solche Angst machen möchte. Denn so etwas speichern Kinder sehr schnell ab und schon haben wir das nächste Thema, was wir später erkennen und aufarbeiten dürfen.

Zusammenfassend gesagt, Bestrafen ist sinnfrei. Das Kind gerät in Druck und Stress und die Situation verschlimmert sich nur umso mehr. Auch die Erzieher sollten nicht einfach sagen: *„Das war nicht gut, wenn du das nicht gleich lässt, dann darfst du damit nicht mehr spielen."* Was soll ein Kind mit dieser Aussage anfangen? Okay, es versteht, dass seine Handlung nicht vorteilhaft war, doch wieso? Warum sagen die Erzieher nicht: *„Du darfst mit dem Spielzeug spielen, doch pass bitte ein wenig auf, damit die anderen auch noch damit spielen können."*

Die Erzieher haben nur oft nicht die Geduld, weil:

1. sie zu viele Kinder betreuen,
2. sie sehr viele Verhaltensmuster und Dogmen in sich tragen und
3. es für viele zu einem Beruf, statt zu einer Berufung geworden ist.

Also bestrafen wir, damit wir weniger Aufwand haben, doch über die Konsequenzen denkt keiner nach.

Ich wurde oft bestraft, weil ich zu laut, zu langsam, zu unverständlich, zu schnell, zu schüchtern war und so weiter. Ganz ehrlich, wie soll ich da Selbstliebe und Selbstbewusstsein entwickeln, wenn einem ständig gesagt wird, wie unfähig man ist und handelt? So ging es nicht nur mir, es geht eigentlich allen Kindern so.

Wenn ich mich in den Kindergarten meiner Tochter setze und die Sätze der Eltern aufnehme, bekomme ich so etwas zu hören:

„Gehst du bitte rein, du bist groß. Komm lass mich los, ich muss arbeiten. Höre jetzt auf zu nörgeln, ich komme doch wieder. Hab dich nicht so, du magst es hier doch." Also grundsätzlich beschäftigt sich kaum ein Elternteil nur ansatzweise mit dem Bedürfnis des Kindes. Dass ein Abschied nicht immer leicht ist, möchte ich nicht in Frage stellen, doch wieso das Bedürfnis des Kindes wegschieben?

All diese Eltern sollen nicht ihre Arbeit aufgeben und zu Hause Hausfrau spielen, doch sie könnten für ihr Kind jeden Morgen 15 Minuten länger einplanen. Sie kommen zusammen rein, ziehen sich um, kuscheln noch ein wenig, laufen vielleicht zusammen herum, damit sich das Kind daran gewöhnt und dann geben sie es in Liebe und Vertrauen ab. Das Übergeben sollte genau mit diesen Emotionen stattfinden, ansonsten kann das Kind wieder einmal nicht zuordnen, warum es dagelassen wird, wenn es die Eltern doch gar nicht wollen.

Wenn ihr jedoch spürt, dass ihr als Eltern die Zeit braucht und das aus dem Herzen macht, kann das Kind auch spüren und demzufolge verstehen. Es geht viel leichter in den Tag und kann ihn mit den anderen Kindern genießen.

Dadurch entwickelt das Kind auch Selbstbewusstsein. Es wird nicht verurteilt, weil es Mama nicht loslassen will, sondern es ist stolz auf sich selbst, dass es ohne zu nörgeln in den Gruppenraum gegangen ist. Genau so können auch die Erzieher agieren und reagieren. Nicht dem Kind permanent Vorwürfe machen, sondern ihm zeigen, wie es anders gehen kann, sowohl von der Effektivität als auch von der Rücksichtnahme und dem Empfinden einem selbst und anderen gegenüber. Schon lernt das Kind Verantwortung und Selbstständigkeit, wie es für sein Alter passend ist. Dazu gehört ganz viel zu erklären, denn ein Kind kommt nicht ohne Grund in eine *„Warum-Phase"*. Eltern und

Erzieher sollten bestrebt sein, sie solange zu beantworten, wie sie selbst können. Daraus können sich dann wundervolle, freie und soziale Menschen entwickeln. Wenn der Wissensstand schließlich zu Ende geht, mit einem ehrlichen Satz antworten: *„Jetzt weiß ich nicht mehr weiter, doch wir können eine gemeinsame Lösung finden."* Alle Generationen vor mir und die, die jetzt noch kommen, haben keine ausreichende Selbstliebe und kein gefestigtes Selbstbewusstsein. Es wurde alles gedeckelt. Wir dürfen uns das alles wiederholen, wenn wir aus der Schule raus sind bzw. wenn wir Kinder bekommen, denn dann wollen wir ja zu unseren Kindern stehen. Dazu brauchen wir Vertrauen zu uns selbst. Doch es kostet enorm viel Kraft all das wieder aufzuholen, was uns in jungen Jahren nicht gegeben wurde bzw. wozu wir keine Chance hatten es zu erlangen. **Doch bitte seid euren Eltern und allen Menschen nicht böse, sie konnten es einfach noch nicht besser, und du ganz allein wolltest es unbewusst auch noch einmal genau so erfahren. Denn du wolltest zu diesem Zeitpunkt an diesem Ort sein, mit diesen Menschen und Umständen. Doch du liest jetzt diese Worte und du kannst für dich selbst entscheiden, wie du jetzt weiterleben magst. Was du dich selbst, deine Kinder und deinen Partner in der Gegenwart und Zukunft fühlen lässt. Also denke einmal darüber nach, wie du mit deinen Kindern umgehen kannst und in welchem Umfeld es die meiste Zeit vom Tag betreut wird.**

Der Name Erzieher ist ebenso sehr ungünstig gewählt. Wir wollen unsere Kinder nicht erziehen, sondern sie begleiten. Warum sollte also jemand anderes unsere Kinder erziehen? Die Antwort ist einfach: damit keiner so schnell aus dem alten, hart erarbeiteten System aussteigen kann. Die sogenannten Erzieher spielen dabei die Rolle, sie alle in eine Richtung zu lenken.

Zusammenfassend: Die Erzieher erziehen unsere Kinder in einer Einrichtung, also in eine Richtung. Denkt einmal darüber nach, wenn es so heißen würde: *„Unsere Kinder werden von Pädagogen begleitet, in einem natürlichen Raum, der Voraussetzungen für die individuelle Vielfalt des Kindes schafft."*

Liebe Begleiter unserer Kinder, ich schätze euren Beruf, ich wüsste nicht, ob ich ihn machen könnte, jeden Tag in der Woche. Doch hört in euch hinein, wie ihr euch ganz zu Beginn diesen Beruf vorgestellt habt und schaut, wie ihr ihn wieder, diesen Vorstellungen entsprechend, ändern und umsetzen könnt. Versetzt euch in eine Situation mit sehr vielen Kindern hinein; könnt ihr euren Vorstellungen jedem Kind gegenüber gerecht werden?

Kapitel 5
Auswirkungen des Schulsystems auf die Persönlichkeit

Also ich wurde mit einem Jahr abgegeben. Im Kindergarten wurde mir sehr viel verboten und jetzt sollte ich selbstbewusst und zielstrebig zur Schule gehen? Da habe ich noch nicht viel die häusliche Erziehung mit einbezogen.

Erstens: Selbstbewusst war ich nicht. Zweitens: Wie konnte ich zielstrebig sein, wenn alles, was ich als zielstrebig angesehen habe, ab einem bestimmten Punkt abgebrochen wurde?

Alles wurde für mich groß aufgezogen, Einschulung, Geschenke, Glückwünsche und vieles mehr. Das ist für Kinder durchaus wirklich schön, doch wer sagt ihnen eigentlich die Wahrheit? Seitdem ich Mutter bin, frage ich mich: Und wieso müssen wir den Kindern die Schule schmackhaft machen? Wieso geben wir alles dafür, dass das Kind nicht auf die Idee kommen kann, das Ganze nicht zu mögen? Aus Angst, der Gesellschaft nicht zu entsprechen. Wir verschwenden so viel Kraft für das ganze Drumherum, dass wir ganz vergessen mit den Kindern einfach mal in Ruhe zu reden, was da auf sie zukommt und wie das Ganze ablaufen wird. Im Kindergarten bekommen sie schon eine kleine Einführung, doch was tragen die eigentlichen Bezugspersonen, wir Eltern, bei? Außer Geschenke und ein großes Fest? Wir Eltern können jedoch nicht viel dazu beitragen, weil wir emotional überlastet sind. Weil wir so viele Ängste haben und gleichzeitig hoffen, dass alles gut geht. Damit wir bloß nicht Außenseiter sind. Doch dabei vergessen wir unsere Kinder. Mit

Eltern am Einschulungstag ist es oft anstrengender als mit den Kindern selbst.

Was spüren unsere Kinder unbewusst? „Mama und Papa sind echt aufgeregt, wieso? Es ist doch ein schöner Tag, alles ist bunt, ich bin glücklich. Warum machen sie sich Sorgen? Ich bin gesund und komme in die Schule, ich bin jetzt groß. Wieso fragen sie ständig, ob es mir gefällt? Natürlich gefällt es mir, denn Mama und Papa haben sich sehr viele Gedanken gemacht, das spüre ich. Warum sind sie so angespannt? Können sie nicht einfach das Jetzt genießen?"

 Dass die Eltern mit der Vorbereitung viel um die Ohren haben, ist nicht zu bestreiten, doch ich bitte euch, schaut euch euer Kind an dem Tag genau an, und ihr werdet sehen, dass es euch liebt, egal ob der Luftballon gelb, blau oder rot ist. Ob die Girlande gerade oder schief hängt. Das ist nicht wichtig. Wichtig ist, dass euer Kind strahlt. Und das wird es, wenn ihr, die Eltern eures Kindes, an diesem besonderen Tag dabei seid. Drängt es nicht, nehmt es einfach in dem Arm, zeigt ihm euer Vertrauen zu ihm und es wird selbstsicher den ersten Tag erleben. Vielleicht kommt es am Abend nochmal zu einem Gespräch, dann bitte ich euch ehrlich zu sein. Macht ihm keine Angst, sondern redet in Liebe über die Veränderungen und über die nächste Zeit, es wird dem Kind Erleichterung geben. Druck hat hier keinen Platz!

Zusammenfassend sind meine Überlegungen: Wir denken, wir haben unsere Kinder gut auf die Schule vorbereitet, jedoch gehen viele Kinder unsicher in diesen Lebensabschnitt, weil sie schon durch ihre ersten sechs Lebensjahre verunsichert wurden. Dabei spielt die allgemeine Intelligenz keine ausschlaggebende Rolle. Wissen kann sich jeder bei unterschiedlichen Begabungen nach den eigenen Möglichkeiten aneignen. Doch die emotionale Intelligenz und Stärke braucht Zeit und Raum, damit sie wachsen und gedeihen kann. Dafür sind nicht die Erzieher verantwortlich, sie helfen und unterstützen uns Eltern dabei, doch ganz allein zu Hause wird der Grundstein gelegt. Und dabei spielt dieser Satz auch aus meiner Sicht eine enorme Rolle: **„Die beste Art und Weise ein Kind zu ‚erziehen' ist das Vorleben der Eltern."** Wenn die Eltern z. B. sich lautstark streiten oder ständig naschen, wie kann dann von einem Kind verlangt werden, dass es in Ruhe seine Anliegen mitteilt oder nicht das Bedürfnis hat zu naschen? Das sind alles Widersprüche, welche die Kinder spüren. Und da kommen wir immer wieder zum selben Endergebnis, wenn Worte und Gefühlsinhalt für Kinder nicht übereinstimmen, können sie es nicht einordnen und machen wie gewohnt weiter.

Ich bin sehr unsicher zur Schule gegangen, ich hatte von Anfang an diesen Druckschmerz auf der Brust. Ich wusste einfach, das, was da auf mich zukommt, wird mir mehr abfordern, als mal so eben meinen Eltern meine Meinung zu sagen. Ich spürte in meinem ganzen Umfeld, wie sie sich alle permanent den Kopf zerbrachen, ob ich das schaffe, ob ich bereit dafür bin. *„Sie braucht doch gute Noten, damit die Lehrer sie mögen. Sie muss sich gut verhalten, damit sie nicht auffällt. Hoffentlich findet sie Freunde, dann ist sie nicht so allein. Ach, sie ist so schüchtern, hoffentlich werden ihre Mitarbeitsnoten gut."* All diese Zweifel habe ich gespürt. Heute kann ich die Emotionen in Worte fassen, damals war es eine Qual. Nicht nur, dass ich mich eh schon nicht so stark gefühlt habe, nein, du hast als Siebenjährige noch all die Last deiner Mitmenschen gespürt. Angst, Zweifel und Enttäuschung und das ununterbrochen. Reflektiere dich einmal selbst, was du unbewusst deinem Kind alles übermittelt hast, als es zur Schule kam. Es ist nicht zu spät, dieses Dilemma aufzulösen. Auch wenn dein Kind heute schon zwanzig-, dreißigjährig oder noch älter ist, du hast die Chance es ihm zu erklären. Ja, seid ehrlich zu euch und euren Kindern, warum ihr damals so gefühlt habt, was hat euch angetrieben, solche Emotionen auszuschütten, anstatt ausschließlich in Freude und Glück diesen Tag zu verbringen?

Warum verlangen wir von unseren Kindern Ordnung, gute Noten, Freundlichkeit und Hilfsbereitschaft? Wisst ihr, was wir da unseren Kindern aufdrücken und abverlangen? Wir sagen selbst, es sind Kinder, sie sind klein und unwissend, sie müssen noch viel lernen, was zwar nicht ganz stimmt, doch in den meisten Köpfen so verankert ist. Doch das, was wir ihnen dort an Last mitgeben, kann nicht mal ein Erwachsener auf Dauer ertragen! Schaut, wie stark unsere Kinder sind, wenn sie das alles versuchen zu kompensieren, ohne euch auch nur ansatzweise das Gefühl zu vermitteln, dass sie euch nicht lieben! Und wir, wir strahlen permanent so viel Sorge und Traurigkeit aus, dass sich allerdings unsere Kinder fragen, ob wir sie noch lieben. Sie geben sich so viel Mühe euren Anforderungen zu entsprechen, dass sie oft das Kindsein vergessen. Natürlich dürfen die Kinder etwas lauter sein, sie dürfen auch schreien. Sie dürfen auch mit dem Nachbarn reden, und ihr Hefter darf kunterbunt und durcheinander sein. Denn genauso ist das Leben, genauso macht es Spaß! Das heißt nicht, dass die Lehrer und Eltern ihnen keine grobe Richtung geben dürfen, doch lasst unseren Kindern bitte selbst die Wahl, ob sie den Lernstoff zu einem Thema der Reihe nach oder durcheinander lernen wollen.

Ein passendes Beispiel ist die bekannte rot unterstrichene Überschrift. Lehrer sagen: „*Bitte schreibt die Überschrift größer und unterstreicht sie rot, damit ihr wisst, dass das ein neuer großer Abschnitt wird.*" Schön, dass die Lehrer damit zurechtkommen, doch hat sich schon einer von euch die Frage gestellt, warum sie nicht grün, orange oder eine andere Farbe haben darf? Rot soll eine Signalfarbe sein, doch der eine oder andere Schüler mag gerne orange oder grün, weil er das so gerne trägt. Für diese Zeit wäre es für ihn leichter den Stoff zu lernen, wenn er sich mit den Farben auch identifizieren könnte. Warum Überschriften großschreiben? Vielleicht mag es einer genau andersherum, Überschrift klein und die kommenden Inhalte dafür größer schreiben. Schaut, wie wir unsere Kinder schon allein beim Gestalten ihrer Hefter einschränken. Da habe ich noch nicht über das Schulsystem an sich gesprochen und trotzdem taucht ein Haufen sinnloser Regeln auf, welche die Vielfalt unserer Kinder beeinflussen.

Ich habe mal eine Lehrerin gefragt, warum wir die Überschrift mit einem Lineal unterstreichen müssen. Die Antwort lautete: *„Damit es ordentlich und akkurat aussieht.“* Wenn sie wenigstens so etwas gesagt hätte wie, damit ihr lernt mit dem Lineal umzugehen, nein es war so eine banale Aussage. Wieso darf sie keine Wellen drin haben oder nur Striche mit Lücken? Ich glaube, das kann mir keiner so recht beantworten, denn es ist so gefühllos, was wir dort eingetrichtert bekommen, dass es vorne und hinten nicht mal ansatzweise irgendeinen Sinn ergibt. Zumindest nicht den Sinn, der zum Wohle der Kinder beitragen sollte.

Einem Kind wird von Anfang an gesagt: *„Wir essen in Ruhe und im Sitzen.“* Durchaus sollte beim Essen Ruhe einkehren, damit der Körper Zeit hat alles zu verdauen. Das wird größtenteils zur Frühstückspause noch eingehalten, doch danach stehen die Kinder auf dem Hof und essen. Zwischendurch spielen sie und essen wieder, das Ganze in zwanzig Minuten. Diese besagten zwanzig Minuten sollen dazu beitragen, dass das Kind sich bewegt und Nährstoffe zu sich nimmt. Wenn jedoch wirklich in Ruhe gegessen werden soll, reicht ja nicht mal die vorgegebene Zeit und dann auch noch Bewegung direkt nach dem Essen? Das passt alles vorne und hinten nicht. Daraus folgt, dass die Kinder in ihrer eigentlichen Pause Stress haben. Sie empfinden bereits Stress und Druck im Unterricht, so wie er aufgebaut ist und in der Pause geht es dann so weiter. Darüber hinaus verlangen die Lehrer von einem Kind, sich zu benehmen und die Eltern zu Hause sind der Meinung, dass das Kind schon in der Schule alle Bereiche des Ausgleichs hatte, demzufolge doch ruhig sein müsste. Das klingt ganz schön traurig, oder?

Die Kinder haben kaum Ruhepausen in der Schule, die Lehrer verlangen ständige Aufmerksamkeit und Anstrengungsbereitschaft, und keiner schaut, wie sich die Kinder eigentlich fühlen, es ist so tief in den Köpfen, dass der Stoff abgearbeitet werden muss, dass auch hier wieder die Bedürfnisse der Kinder vernachlässigt werden.

Beispiel: Sportunterricht; ein Hüftaufschwung. Erst mal braucht den keiner, um ein Leben zu führen. Es benötigt ihn keiner, um an der Kasse zu bezahlen oder eine Ausbildung zu machen. Schlussfolgernd muss man ihn deswegen auch nicht benoten. Denn jeder hat Stärken und Schwächen, jeder ist ein Individuum, doch es gelten einheitliche Bewertungen. So kann es jeder auf das ganze Schulsystem ausbreiten. Bleiben wir noch beim Hüftaufschwung.

Frieda kann z. B. den Hüftaufschwung hervorragend und bekommt eine Eins, sie ist allerdings auch im Ballett und ihr macht das alles riesig Spaß. Birgit dagegen mag eher

Schachspielen und hat deswegen für Sport nicht ganz so viel übrig. Ihre Kraft und Beweglichkeit ist nicht so ausgeprägt wie bei Frieda, und sie kommt nicht um die Stange herum. Sie bekommt eine Drei. Wir verlangen von zwei verschiedenen Menschen mit zwei verschiedenen Charakteren, Begabungen und Konstitutionstypen ein und dasselbe Ergebnis. Wir verlangen doch auch nicht von einem süßen und einem sauren Apfel, dass sie gleich schmecken, oder? Wieso müssen wir den Kindern denn noch auf die Nase binden, was sie nicht können?

Warum geben wir ihnen nicht drei Varianten vor und dann können sie sich eine aussuchen, die sie als Bewertung haben möchten und können sich intensiv darauf vorbereiten. Ganz einfach, das wurde uns ja so vorgegeben und wir mussten da auch durch. Ja, dann schaut bitte mal, was aus euch geworden ist. Mindestens achtzig Prozent leben ein Leben, das sie gar nicht führen wollen. Sie haben zwar alle Anforderungen erfüllt: gut bezahlter Beruf, Frau/Mann, Kinder, Haus und so weiter. Aber dann setz dich mal in Ruhe auf dein Sofa, denk über deine Träume und Wünsche nach, inwieweit du sie schon realisiert hast. **Deine Wünsche, nicht die der Gesellschaft!**

Wir können einfach nicht jeden Menschen nach einem Schema F bewerten, schon allein, dass wir bewerten, ist gruselig. Wir geben uns Zahlen, ist es nicht schöner uns mit Gefühlen eine Freude zu machen? Auf das ganze Schulsystem bezogen, versuchen wir jedes Individuum in eine einheitliche Bewertung reinzubekommen und hoffen auch noch, dass danach alle gleich gut sind. Naiv sind wir also auch geworden. Zwischendurch haben wir ein bisschen die Wahl, was wir abwählen und weitermachen wollen, doch selbst das ist wieder an Regeln geknüpft.

Das Erschreckende, was noch hinzukommt, ist, dass allein die Noten über den weiteren Bildungsweg entscheiden. In der vierten Klasse braucht ein Kind einen bestimmten Durchschnitt, um auf das Gymnasium zu kommen und in den Kernfächern Mathe, Deutsch und Englisch darf keine Drei stehen. Krass, oder?

Ich beschreibe ein Beispiel: Wir haben einen Jungen, der sich sehr mit der Natur auseinandersetzt. Er investiert unheimlich viel Zeit dafür, sodass er für die Kernfächer zwar lernt, jedoch immer nur im befriedigenden Bereich bleibt. Er interessiert sich vielmehr für den Ursprung des Seins und die Natur. Das heißt, der Junge hat in den Naturwissenschaften eine Eins und in allen anderen Fächern nur Dreien. Er würde also nicht auf ein Gymnasium kommen. Er kommt auf eine Realschule und dort zieht sich sein Werdegang so weiter, denn nach wie vor glüht er für Naturwissenschaften, doch er bekommt nicht viel gelehrt, weil vieles an der Realschule nicht unterrichtet wird, oder nicht so ausführlich. Ihm wird dadurch eine tiefgründigere Bildung verwehrt. Das ist traurig, denn er würde später vielleicht ein sehr guter Biologe, Geograph oder ähnliches werden, doch seine Hingabe wird nicht erkannt, und er geht unter, weiß später nicht, was er machen möchte und wird immer unglücklicher.

Und genau an diesem Beispiel kann man sehr gut erkennen, dass das Schulsystem in dieser Hinsicht hinfällig ist. Es werden oftmals nicht die Stärken der Kinder gefördert, sondern ihre Schwächen werden ihnen auf einem Teller serviert. Man möchte sie dazu bringen einheitlich und durchschnittlich zu werden, damit sie in das System passen. Doch hätte die Gesellschaft wesentlich mehr davon, wenn jeder seinen Stärken nachgehen würde, so hätten wir wahrscheinlich nicht mal Arbeitslose. Warum müssen wir uns so intensiv mit unseren Schwächen auseinandersetzen? Reicht es nicht, dass wir sie kennen und akzeptieren. In meiner Schulzeit gab es bezüglich dieser Problematik noch keine Ansätze für eine Lösung, heute schon.[4]

Ist es nicht wesentlich effektiver, wenn jeder mit seinen Stärken einen Beruf findet? Doch genau so würden die Menschen anfangen zu leben, sie wären keine „Marionetten" mehr, sondern würden sich frei entfalten können. Aber es gibt ein paar Menschen, die wollen nicht, dass sich die Mehrheit frei entfaltet, denn dann würde sehr viel an das Licht kommen, was diese paar Menschen von ihrem Thron runterwerfen könnte. Ihr ganzes, hart erarbeitetes Konzept, die Menschen klein zu halten, wäre dahin und ihre Macht weg. Doch dieses Thema möchte ich nicht näher beleuchten; wer diese Menschen sein könnten, soll jeder für sich selbst herausfinden.

Warum blüht denn die Waldorfpädagogik auf oder das Montessori-Prinzip? Unabhängig davon, ob diese Konzepte schon vollkommen sind oder nicht, merken die Menschen langsam, dass die alten Konzepte in vielerlei Hinsicht nicht förderlich sind, sondern einschränkend. Warum werden die Konzepte nicht so unterstützt wie eine städtische Grundschule? Weil die paar Menschen auf ihrem Thron die Gefahr spüren und alles dafür tun, damit sie nicht durchgesetzt bzw. umgesetzt werden. Doch der reine Gedanke und die Liebe werden immer siegen, deswegen brauchen sie nicht so viel Kraft für die

---

[4] Ben Fuhrmann, Ich schaffs! Spielerische und praktische Lösungen mit Kindern finden, Carl-Auer, 3. Aufl.2008, Heidelberg.
Christiane Bauer, Thomas Hesenmann Ich schaffs! - Cool ans Ziel, Das Lösungsorientierte Programm für die Arbeit mit Jugendlichen, Carl Auer, 2008.

Verhinderung investieren, denn es hat begonnen und wird immer weiterwachsen.

Ich bitte dich nun noch mal zu reflektieren, was aus dir selbst hätte werden können, wenn das Schulsystem nicht so manipulativ gewesen wäre. In Bezug auf eure Kinder: Hätten sie ihren Weg eher gefunden? Hätten sie ein besseres Wohlergehen, wenn sie von Anfang an ihren Träumen gefolgt wären? Das Schulsystem, wie es heute noch überwiegend ist, tut keinem gut. Es bringt der Menschheit nichts, außer einen Tunnelblick zu bekommen. Unseren Kindern schaden wir dadurch ungemein. Wir unterdrücken sie regelrecht, weil sie kaum eine Chance erhalten sie selbst zu sein.

Weißt du eigentlich, wer du selbst bist? Nur du ganz „all-ein", ohne irgendwelche Manipulationen und Fremdeinflüsse?

Kapitel 6
Schule: Freiraum oder Gefängnis?

Trennung von Mama mit einem Jahr, im Kindergarten ein Haufen voller Verbote, in der Schule unterdrückt. Wie soll ich wissen, wer ich bin? Ich wachte auf und wusste: heute sechs oder acht Stunden, dann endlich Ruhe. Die Fächer, die mich interessierten, dort lernte ich, für die anderen hoffte ich schon damals auf eine große Kraft, die mich durch das Leben bringt. Ich hatte wirklich von nichts eine Ahnung; ich wusste nicht, was gerade an Klamotten in der Mode, was für Musik aktuell oder wer mit wem zusammen ist.

Ich hatte meine Hobbys, die ich zeitweise sehr gerne machte, doch auch hier ließ der Elan irgendwann zu wünschen übrig. Woher hätte er auch kommen sollen? Zu Hause durfte ich wirklich viel, also es gab ein paar Grundregeln, doch in Bezug auf die Schule blieb mir der verbale Druck meiner Eltern erspart. Unbewusst kam immer mal was durch, aber davon habe ich im Gegensatz zu manch anderem Kind wirklich wenig gehabt.

In der Schule habe ich einfach abgewartet und meine Zeit abgesessen. Und dadurch hatte ich Zeit. Ich fing an die Lehrer zu analysieren, den Stoff, den sie versucht haben überzeugend zu vermitteln, nach dem Wahrheitsgrad zu ergründen. Ich hatte das Gefühl, all das, was mir hier gesagt wird, ist sinnfreier als der Klatsch und Tratsch in der Welt. Sie versuchten mir in ihren Bewertungen eines Jahreszeugnisses zu sagen: *„Sie ist eine aufgeschlossene, muntere und aufmerksame Schülerin. Sie kann manchmal nicht folgen und ist häufiger damit beschäftigt ihren Nachbarn etwas zu erklären, als mit dem Lehrer direkt zu sprechen. Ansonsten hat sie sich ganz gut eingefunden und kommt mit der Klasse gut zurecht."* Diese Bewertung erhielt ich ab der ersten Klasse bis zur 12. Klasse durchgehend. Ich fragte mich immer, woher sie mich kennen, wenn ich mich selbst nicht kannte. Wieso solche gefühllosen Worte niederschreiben, wenn doch ein direktes Gespräch mit den Schülern auch mal angebracht gewesen wäre. Dann hätten sie gewusst, warum ich den Nachbarn dem Lehrer gegenüber vorzog.

Voraussetzung wäre Mut zum Aussprechen der Worte gewesen, denn sie hätten sich sehr wahrscheinlich durch meine Reaktion in ihrer Persönlichkeit angegriffen gefühlt. Warum erzählen also die Schüler nichts mehr? Weil die Erwachsenen und Lehrer sich kaum eingestehen, dass auch sie das Problem sein könnten. Der Nachbar hörte mir zu, er verstand meine Worte, und wir kamen in den Austausch. Dieses war mit einem Lehrer unmöglich, weil er einfach nicht nach links oder rechts gucken wollte. Er beharrte auf seiner Aussage, also brauche ich doch keine Energie damit verschwenden, ihm meinen Teil zu sagen, wenn er sowieso bei seiner Ansicht bleibt. Selbst das Erarbeiten ist sinnfrei. Kommst du nicht auf dasselbe Ergebnis wie der Lehrer, hast du einen Fehler in deiner Analyse. Das ist schon ziemlich „von sich eingenommen", oder? Ich kann doch durchaus auf ein anderes Endergebnis kommen (Mathematik, Physik, Chemie einmal ausgeschlossen), deswegen nennt man es ja „herleiten". Der eine oder andere biegt noch mal ab oder betrachtet zwischendurch was genauer, und je nach dem, was für ihn relevant oder weniger relevant ist, so sieht sein Ziel aus. Nur weil der Lehrer „Lehrer" heißt, muss er nicht gleich automatisch immer Recht haben.

Anfangs hatte ich mir noch Mühe gegeben meine Gedankengänge kundzutun, doch wenn du nach geraumer Zeit immer nur solche Antworten hörst: *„Das ist falsch, das geht nicht, ach, denk doch mal nach, hast du nicht gelernt."* Dann hat ein Kind wirklich keine Lust mehr sich mit solcher Stumpfheit abzugeben. Uns wird da wirklich viel unterstellt. Wir sind dumm, wir denken nicht und wir lernen nicht. Ich wusste gar nicht, dass die Lehrer heutzutage in der Lage sind Wanzen in den Wohnungen ihrer Schüler einzubauen und sie die Fähigkeit besitzen Schülern in den Kopf zu schauen. Das wäre mir äußerst neu. Lehrer, die ich erlebt habe, sind also nicht mal erwachsen, denn sie betrachten Schüler wie kleine unwissende Lebewesen, die von ihnen lernen müssen. Ja, durchaus dürfen wir von ihnen lernen, und das ist auch eine wundervolle Sache, wenn sie nicht so ausgeführt wird, wie es nach meinen Erfahrungen der Fall ist. Früher galten Lehrer als alt und weise, sie hatten sämtliches erlebt und haben dadurch ihre Erfahrungen in tollen Gesprächen weitergegeben. Diese entsprachen der Wahrheit, denn sie wurden erlebt und gelebt. Ein Opa kann mehr und besser über den Krieg lehren als ein Geschichtslehrer.

Es gibt einen Unterschied. Lehrer lernen oftmals etwas, was ihnen vorgesetzt wird, ohne beurteilen zu können, was richtig oder falsch ist, weil sie es nicht selbst erlebt oder erfahren haben. Sie hinterfragen dann auch nicht sonderlich viel, denn sie wollen ja ein guter Lehrer sein. Dieses so erworbene Wissen versuchen sie glaubhaft und logisch ihren Schülern zu erklären und weiterzugeben, jedoch fehlt dadurch die komplette Gefühlsebene. Ohne Gefühle sind Worte dahergelaberte Phrasen, die keiner versteht, wie auch, wenn es keine Verknüpfung gibt. Also gibt es Bereiche, die einem Schüler verständlicher oder unverständlicher rüberkommen, abhängig davon, ob der Lehrer Erfahrung hat oder nicht. Die Menschen denken also häufig, dass sie durch ihre Fähigkeit jemanden etwas zu lehren, automatisch besser sind.

Schon diese Ausstrahlung wirkt sich darauf aus, ob die Schüler den Lehrer sympathisch finden oder nicht. Das wirkt auf mich ziemlich arrogant. Genau das schrieb ich anfangs schon. Ein Lehrer wäre dann ein guter Lehrer, wenn er nur das Wissen vermittelt, welches er selbst erlebt hat und er mit seinen Gefühlen erzählen kann. Er würde die Schüler nicht als unwissend abstempeln, weil sie 30 Jahre jünger sind, sondern er würde sie als Herausforderung sehen, seine Ansichten zu hinterfragen, um dann gemeinsam auf ein Resultat zu kommen.

Falls die Lehrer da draußen sich angesprochen fühlen: ja, das dürft ihr, ihr dürft mich auch als frech und aufmüpfig darstellen. Wenn ihr eure Gefühle dann rausgelassen habt, erforscht noch mal ganz genau, warum meine Worte euch vielleicht so intensiv angesprochen haben. Denkt einmal darüber nach, warum ihr Lehrer werden wolltet. Wenn die Gründe ausschließlich materiell wären, dann würde ich euch bitten, euren Beruf zu wechseln, denn so würdet ihr den weiteren Generationen schaden. Überlegt euch, was ihr womöglich aus euren Herzen heraus lieber machen würdet. Macht ihr euren Beruf jedoch gerne, dann nehmt meine, aus eigener Erfahrung heraus geschriebenen, Worte bitte ernst, denkt darüber nach, was ihr den Kindern dort lehren sollt und schaut, wie viel Wahres in den Worten enthalten ist. Dass ihr als einzelne nicht das System ändern könnt, ist klar, jedoch wäre es möglich, mit Freunden darüber zu reden und gemeinsam eure Gedankengänge zusammenzufassen und nach einer Lösung zu suchen. Je mehr Gedanken zusammentreffen, umso intensiver und kraftvoller wird die Umsetzung werden. Schon alleine ein anderer Umgang mit den Schülern wäre ein Anfang. Das wünsche ich mir seit meiner eigenen Schulzeit.

Beispiel: Lehrer haben gewisse Vorgaben, wie eine Interpretation über ein Gedicht ablaufen soll. Dazu gibt es einseitige Vorlagen, welche vorschreiben, was die Kinder herausfinden und analysieren sollen. Die Schüler interpretieren nach ihren Gedanken und Gefühlen. Schüler A entspricht der Vorlage und wird gelobt. Schüler B sieht es anders und wird als unwissend abgestempelt. Warum? Erstens, woher wollen die Lehrer wissen, ob die Vorlage der Wahrheit entspricht, wenn der Autor schon tot ist und sie seinen besten Freund nicht fragen konnten, wie der Autor das meinte. Oder wieso vertrauen sie Menschen, die das angeblich erforscht haben? Schließlich kann dort auch was geändert oder vertauscht worden sein. Ja, da mag ein Teil stimmen, warum das so geschrieben wurde, doch einen Großteil können sie sich auch erdacht haben. Zweitens, warum darf Schüler B nicht andere Gedanken haben? Woher weiß denn der Lehrer, welche Gefühle bei Schüler B durch die Worte des Autors ausgelöst wurden? Schüler A hatte den Vorteil, den Gefühlen der Vorlage zu entsprechen, doch es ist die Frage, ob Schüler A das wirklich fühlt oder nur fühlen will, weil er ja gute Noten haben möchte. Das könnte ich noch ewig so weiterführen.

Doch schaut genau hin. Zum einen werden Kinder durch den Einsatz von solchen Vorlagen in ihrem Denken eingeschränkt. Zum anderen wird derjenige, der weiterdenkt, als unwissend abgestempelt. Das habe ich bereits als Schülerin als paradox empfunden. Schlussendlich möchte das System auch hier scheinbar die Köpfe klein halten, damit sie nicht merken, was unbewusst abläuft. An die lieben Lehrer: Macht einfach ein Experiment. Lasst eure Schüler ein Gedicht interpretieren, so wie sie es möchten. Entdeckt, wie eure Schüler ihre Gefühle und Gedanken über das Gedicht frei und mit ihren eigenen Worten beschreiben und versetzt euch in diese hinein. Dann lasst sie ein

Gedicht nach Schema F interpretieren und versucht euch auch in diese Worte hineinzufühlen. Ich bin davon überzeugt, wenn ihr es nicht ankündigt, dass es ein sehr spannendes Ergebnis geben wird.

Ich habe das mal probiert. Ich habe eine Interpretation damals so geschrieben, wie es formal von mir verlangt wurde. Ich habe dabei nichts gespürt, nichts verstanden, also kam in der Oberstufe eine 02 raus. Als ich so schrieb, wie ich es wollte, mich jedoch an ein paar Regeln der Form hielt, bekam ich eine 04[5]. Immerhin. Zumal meine Tutorin davon nichts wusste. Ich habe den Lehrer eigentlich „verarscht". Denn er hat das besser bewertet, was ihm gefühlsmäßig besser gefiel, obwohl es der Vorlage nur geringfügig entsprach. Nach dieser Erfahrung habe ich es übrigens aufgegeben irgendjemandem zu entsprechen, denn es war sinnfrei. Und das ist es wirklich.

Als ich mein Abitur hatte, kam eine Lehrerin zu mir und sagte: *„Ach Kind, du hast schon eine blühende Fantasie, doch die konnte ich nie bewerten. Ich hoffe, du wirst deinen Weg finden."* Diese Frau hatte mit einem kleinen My erkannt, was dort vor sich ging, doch sie hatte nicht die Kraft dagegen etwas zu unternehmen.

So könnten die Lehrer das auf viele Fächer übertragen. Mathematik zum Beispiel. Am Inhalt würde ich nichts ändern, doch an der Benotung schon. Wieso muss ein Kind immer den Weg mit aufschreiben? Warum möchte der Lehrer (entsprechend der Vorlage) unbedingt sehen, wie das Kind auf das Ergebnis kommt? Das möchte er nur wissen, damit er nach Vorlagen bewerten kann. Schon erscheint es für den Schüler sinnfrei. Logisch, der Lehrer macht es nur so, weil er muss, das Kind spürt

---

[5] In der Oberstufe wird mit Notenpunkten bewertet. 00 Notenpunkte ist eine 6 (ungenügend) und 15 eine 1+ (sehr gut). 01-03 ist eine Fünf (mangelhaft), jedoch wird in 5-, 5 und 5+ unterschieden. 04 ist eine 4- (*schwach* ausreichend).

das, versteht es nicht und lässt es. Jetzt könnte einer kommen und sagen: *„Damit wir wissen, dass er nicht abgeschrieben hat."* Ganz ehrlich, eine Herleitung kann ich auch abschreiben. Zudem geht es um die Kinder, die diese Stütze nicht brauchen, die anderen können sie verwenden, bekommen nur keine extra Punkte darauf, da es ja ihre eigene Hilfe war. Also lasst die Kinder doch einfach mal ihre Gedankengänge so ausführen, wie sie wollen! Das ist an sich total clever. Spart Zeit und der Lehrer könnte erkennen, wie pfiffig der Schüler ist. Wieso Zeit für einen Weg verschwenden, wenn ich das Ziel doch schon habe!

Ich hatte da einen sehr klugen Mitschüler, der hat nie seine Herleitung aufgeschrieben. Der hätte locker einen Abschluss von einer „Eins" haben können, doch er hat es nicht eingesehen, diese endlosen Wege aufzuschreiben, wenn sein Ergebnis doch richtig war. Der Lehrer hat sich immer aufgeregt, *„du musst es aufschreiben, sonst fehlen dir die Punkte."* Na also, zum einen war der Lehrer nicht mal ansatzweise dazu bereit, vom vorgeschriebenen Bewertungsmaßstab abzuweichen, ansonsten hätte er die Wahl gehabt, den Schüler nach seiner wirklichen Leistung gerecht zu bewerten. Zum anderen hätte er sich einfach mal nur in die Situation des Kindes hineinfühlen müssen, das konnte er jedoch nicht, weil er so fest an seine Muster gebunden war, dass er die Gefühle nicht durchkommen ließ. Allgemein sollte man jeden Schüler individuell bewerten, doch das hatte ich schon einmal am Beispiel des Sportunterrichts beschrieben.

Noch einmal zurück zur Grundschule: Kinder sind frei, frech, wissbegierig und voller Elan (sollten sie zumindest sein). Sie freuen sich auf die Schule, ohne dass die Eltern es ihnen einreden müssen. Doch dann sitzen sie dort und es passiert in ihren Augen nichts. Wie viele Kinder haben nach den ersten Tagen keine Lust mehr? Wie viele möchten nach mehreren

Wochen nicht mehr in die Schule gehen? Ziemlich viele. Das nicht, weil sie keine Freunde finden oder ähnliches. Nein, sie sind einfach nur von den „Erwachsenen" enttäuscht. Sie sind enttäuscht darüber, wie man ihnen dort etwas beibringen möchte, in Stumpfheit, Gefühllosigkeit und Trägheit. Die Kinder müssen stillsitzen, zuhören, verstehen und wiedergeben. Wow, klingt spannend. Wie wäre es damit, dass die Kinder erleben, erfahren, ausprobieren und mit eigenen Worten erklären dürfen? Ohne irgendwas auswendig Gelerntes nachzureden. Wenn sie selbst probieren dürfen, können den Kindern auch Grundwissen und Techniken vermittelt werden. Doch lasst sie dann allein entscheiden, wie sie zu einem bestimmten Ziel kommen oder was sie herausfinden oder wollen. Das hätte ich mir als Kind selbst gewünscht.

Es gibt Konzepte, die das bereits umsetzen[6], doch viele staatliche Schulen, Grund-, Haupt-, Realschulen oder Gymnasien, haben es noch nicht ansatzweise begriffen. Sie halten an diesem festgefahrenen Schulsystem so fest, dass nur größere Erdbeben was bewirken könnten.

---

[6] Montessoripädagogik.

Kapitel 7
Diagnose: Lupus Nephritis

In der 11. Klasse wurde dann bei mir der Lupus Nephritis vierten Grades diagnostiziert. Das ist eine Autoimmunkrankheit mit Nierenbeteiligung. Kurz gesagt, mein Immunsystem kannte seine Grundaufgabe nicht mehr, wusste nicht gute und böse Zellen einzuordnen und zerfraß letztendlich alle Zellen. Mein Körper begann sich selbst zu zerstören. Die Nieren wurden damit stark belastet, und es kam fast zu einem Nierenversagen. Es fing an, dass ich immer mehr zunahm und das auf den Schulstress schob. Das Abitur stand vor der Tür, ich wollte es doch mitnehmen, egal mit welcher Note. Andererseits hätte ich auch nicht gewusst, was ich sonst machen sollte.

Ich war beim Arzt und der stellte einen sehr hohen Blutdruck fest, verschrieb mir Physiotherapie und meinte: „Das wird schon." Er schrieb jedoch noch ganz klein etwas in seine Akte: Verdacht auf Ni.r..v.r.a..., mehr konnte ich nicht lesen, doch die Schlussfolgerung ist: Verdacht auf Nierenversagen. Der Arzt verlor darüber jedoch kein Wort! Ich radelte wieder nach Hause, legte meine Füße hoch und hustete drei Tage immer so komisch. Dabei hatte ich Wasser im Mund. Viele Wochen später stellte sich heraus, dass ich damals schon Wasser in der Lunge hatte, das wusste nur keiner.

Bei einem Familientreffen im Sommer 2014 ging es mir richtig schlecht, weswegen ich mich dann auch in das Krankenhaus von Fulda bringen lassen habe. Meine Schwester sagte schon am Morgen, dass ich sehr wahrscheinlich Wasser einlagere und das nicht zu knapp. Sie ist gelernte Kinderkrankenschwester. Ich spürte immer mehr Angst, ich wusste, es stimmt was nicht und ich hatte richtig Schiss, was da alles auf mich zukommt. Ich war auch seit knapp 24 Stunden nicht mehr auf Toilette gewesen. Im Krankenhaus wurden dann viele Untersuchungen gemacht: Gewicht, Urin, Blut und vieles mehr. Der Arzt war richtig niedlich, wie ein kleiner Teddybär, er sah jedoch besorgt aus und meinte, ich dürfe jetzt erst mal nichts mehr essen und vor allem nichts trinken. Ein Krankenwagen würde mich gleich nach Erlangen in das Universitätsklinikum fahren. Dort sind Spezialisten, die alles Weitere mit mir besprechen würden. Sobald ich urinieren muss, soll ich sofort Bescheid geben, der Urin müsse aufgefangen werden. Drei Stunden später war ich also in Erlangen auf der Intensivstation (ITS).

Ich möchte noch dazu sagen, dass ich im Mai 2014 bei der Floorball-Weltmeisterschaft in Polen, der U19, teilgenommen habe. Dort hatte ich ebenfalls schon sehr dicke Beine und unsere Physiotherapeutin konnte das nicht einordnen. Sie hat mir meine Waden immer mit Klarsichtfolie umhüllt, damit ich am nächsten Morgen nicht mehr so harte Waden haben sollte. Ich hatte immer nicht verstanden, warum die alle noch so fit nach den Spielen waren, und ich trank wirklich viel, doch oft auf die Toilette ging ich auch nicht. Ich merkte irgendwie, dass mein Körper schon an einem gesundheitlichen Tiefpunkt angekommen und der Leistungssport nichts für mich war.

Auf der ITS hatte mein Monitor immer gepiept, wenn ich fast eingeschlafen war. Das lag daran, dass meine Pulsfrequenz sank und dabei die eingestellte Normalgrenze unterschritten wurde. Das war ziemlich nervig und lustig zugleich, denn die Schwester kam immer panisch rein, und ich erklärte ihr jedes Mal, dass ich doch einfach nur schlafen wollte. Sie verstand es dann und hat die Grenze weiter runtergestellt.

Am nächsten Morgen konnte ich auch pullern und das war mein Glück. Da die Nieren noch eine kleine Funktion zeigten, musste ich nicht an die Dialyse. Die Nierenbiopsie wurde durchgeführt und danach stand auch meine Therapiemethode fest. Ich lag dann zwei Wochen in Erlangen auf der Kinderstation und bekam meinen ersten Endoxanstoß. So heißt das Medikament, welches ich damals als Immunsuppressivum bekam. Es sollte das Immunsystem unterdrücken und ihm klar machen, welche Funktion es eigentlich hat. Allerdings blieben da viele andere Nebenwirkungen nicht aus. Ich bekam ebenso Kortison, damit die ganzen Entzündungen in meinem Körper eingeschränkt und verdrängt wurden. Lasix ist ein Medikament, welches abgelagerte Flüssigkeiten, hauptsächlich Wasser, aus dem Gewebe löst, um es abzutransportieren. So kamen dann ca. 15 Liter Wasser aus mir heraus. Natürlich Stück für Stück, über einen längeren Zeitraum, doch all die Last trug ich mit mir herum. Ich hatte auch noch verschiedene Blutdruckmedikamente, die wieder einen einheitlichen Herzrhythmus herstellen sollten. Damit gab es anfangs Schwierigkeiten, bis die richtige Dosis gefunden wurde.

Von den Stößen mit Endoxan bekam ich insgesamt sechs, im Abstand von vier bis sechs Wochen. Ich hatte also eine Chemotherapie. Rückwirkend betrachtet, war es gut, dass ich zu dem Zeitpunkt selber noch recht unbewusst lebte, dadurch spürte ich mein Leid nicht so sehr. Dieses kam erst später durch, als ich wieder mehr Kraft hatte. Ich bekam also eine vierstündige Infusion mit diesem „Gift". Danach fühlte ich mich elendig. Ich hatte Übelkeit, musste jedoch nie erbrechen.

Jedes Mal, bei der Einnahme von 80 Milligramm (mg) Kortison, hatte ich einen Hitzeanfall, wie eine Frau in den Wechseljahren. Menschen, die dauerhaft Kortison einnehmen,

nehmen vergleichsweise ca. 5mg ein. Das war wirklich anstrengend und nervig. Dazu musste ich permanent auf die Toilette und ich habe zwei Tage lang sehr wenig gesehen. Nur verschwommen und keine Farben. Da hatte ich richtig Panik. Ich hatte Angst, dass ich nicht mehr richtig sehen werde, keine Bäume, nein, viel schlimmer, meine Familie nicht mehr anschauen kann ... Es waren einfach so viele Gefühle, wie bei einer Achterbahnfahrt. Ich freute mich wieder weniger zu wiegen, doch gleichzeitig war mein Gesicht angeschwollen durch das Kortison und sah aus wie „gebotoxt". Gespannt hat das ohne Ende im Gesicht. Dazu noch eine Zahnspange im Mund drin. Es waren einfach nur Schmerzen.

Ich hatte nämlich nach der Weltmeisterschaft noch eine Weisheitszahn-Operation, von der ich mich bis zur Schwangerschaft nie richtig erholt hatte. Ich musste einen Haufen Ibuprofen nehmen, die auch die Nieren zusätzlich belastet haben, dazu ging die Entzündung nicht weg und dieses Metall im Gesicht kam noch hinzu. Alles Auslöser für meine Erkrankung. Da kommen jedoch noch andere Faktoren dazu. In diesen zwei Wochen im Krankenhaus wurde mein Körper auf die allernötigsten Körperfunktionen runtergeschraubt.

Zusammengefasst: Ich war 17 Jahre, hatte einen Luftballon als Kopf, Kraft wie eine Fliege, sah so schlecht wie ein Maulwurf und hatte ein Selbstwertgefühl von minus 80. Ich war am Boden. Ich hatte jetzt endgültig keinen Sinn mehr im Leben gesehen. Ich fand mich hässlich, musste alles umstellen und wusste nicht, mit wem ich reden sollte. Meine Mama war völlig am Boden und nur am Googeln, was mit mir ist, suchte Informationen über sämtliche Werte. Meine Schwester machte das mit sich aus und sah alles medizinisch. Mein Vater war standhaft, wenn er da war, danach stürzte er sich in seine Arbeit.

Und schon da fing es an: *„Es wird alles gut. Du schaffst das. Wir sind für dich da."*

Ja, das ist alles schön und gut, doch selbst, wenn ich gewollt hätte, ich konnte nicht reden, mich nicht mal richtig spüren. Außer, dass es mir beschissen ging, ich meine Situation noch nicht einschätzen konnte, habe ich einfach kaum etwas gefühlt. Ich verstand nichts, gar nichts, war im Rausch der Medikamente gefangen. Doch ich kam dadurch nicht weg von mir, sondern es war der Beginn, dass ich endlich erfahren konnte, wer ich bin. Ich begann zu denken, jedoch anders als in der Schule und fing an diese negativen Gefühle zu verstehen, zu begreifen. Ich verstand: ‚Das ist ein Zeichen, ich muss da jetzt durch und werde es schaffen.' Der Grundbaustein für meinen allerersten Neubeginn war gesetzt.

Kapitel 8
Wut? Unverständnis? Erwartungen?

Es musste also etwas passieren. Ich bekam eine andere Ernährung, einen Haufen Medikamente in Tablettenform und meinen nächsten Termin für die zweite Infusion. Das Traurige an der ganzen Geschichte war, dass kein Arzt, kein Pfleger, einfach niemand ehrlich mit mir umging. Ich wusste nicht, was auf mich zukommt: Nasenbluten, Haarausfall, Schwäche, Schwindel, Depression und so weiter. Keiner von denen hatte den Arsch in der Hose, mir in meinem Rausch zu sagen, wie beschissen es mir geht oder mir zumindest mögliche Konsequenzen meiner Therapie zu sagen. Meine Schwester war die einzige, die mir mal meine Nierenbiopsie beschrieb. Eine Freundin von ihr war bei der Biopsie dabei und sagte, ich habe gebrochen, sie mussten mich festhalten, nochmal Schlafmittel geben und ein weiteres Team anfordern. Wieso sagt das keiner? Um mich zu schützen? Ja, aber es geht da um mich! Die Ärzte mögen nicht immer genau wissen, was auf einen zukommt, doch dass ich meine Jugend für eine Weile auf Eis legen kann, hätten sie durchaus über die Lippen bringen können.

Meine Ernährung sah so aus, dass ich wenig Phosphor zu mir nehmen sollte, um meine Nieren zu entlasten, also bekam jedes Lebensmittel Punkte. Drei Punkte war sehr viel, einer wenig. Ich durfte zehn Phosphorpunkte am Tag mit der Nahrung zu mir nehmen. Somit beschäftigte ich mich die ganze Zeit mit Essen. Ich aß sehr viel Weißbrot, Nudeln und am liebsten Kartoffelbrei, Hühnerkeule und Rotkraut. Alles ohne Salz und eigentlich auch kaum Gewürze. Da ich immer noch nicht wirklich Gefühle hatte und mitten in einer Depression war, störte mich das so gar nicht.

Mir kam nicht mal der Gedanke, ob ein Vollkornbrot vielleicht besser wäre als nur Weißbrot. Somit baute mein Körper ganz ab. Meine Darmflora war durch die Medikamente zerstört und die Ernährung verbesserte die Situation auch nicht. Durch die Ernährung fing ich an wieder zuzunehmen. Meine Mama beschäftigte sich intensiv mit Homöopathie und Nahrungsergänzungsmitteln. Die stellte sie mir immer hin und ich musste sie einnehmen. Ich war so böse und aggressiv ihr gegenüber, habe sie gleichzeitig für ihre Hartnäckigkeit geliebt und gehasst. Das Endergebnis davon war: ein schlechtes Gewissen. Sie handelte aus Angst und ich aus Sturheit. Tolle Kombination.

Hier möchte ich mit den Schilderungen über meine Erkrankung kurz innehalten und ausführlicher darauf eingehen, was die Hintergründe betrifft, und wie wir die natürlichen Heilungsprozesse unterstützen können.

Kapitel 9
Homöopathie und Energieverständnis als ergänzende Alternative

Dieser Teil meines Buches ist wichtig, denn wir Menschen haben zwar die Medizin „erfunden" (obwohl die Natur alle Medizin enthält, dafür benötigen wir kein Labor), doch durch unsere geringen Schwingungen und Energielevels, ist sie durchaus im Notfall sehr wichtig geworden. Ich möchte betonen, wenn wir alle in unserem Gleichgewicht wären und in unserer Mitte sind, wie das so schön genannt wird, dann bräuchten wir diese „materielle Medizin" weniger. Jeder ist in der Lage auch ohne medizinische Hilfe sich teils selbst zu heilen, wenn gewisse Voraussetzungen gegeben sind. Diese beinhalten einen reinen Geist, hohe lichtvolle Anbindung und Energiezufluss und vor allem, reine, positive und liebevolle Gedanken.

Das fängt damit an sich zu fragen, warum bin ich überhaupt krank geworden. Warum darf ich das erfahren, wohin soll es mich bringen. Alle Krankheiten dienen dazu, einem beim „Aufwachen" behilflich zu sein, weil wir alle anderen Zeichen um uns herum nicht erkannt und wodurch wir uns im Kreis gedreht haben. Unsere Seele „denkt" sich demzufolge etwas aus, wodurch sie uns dazu führt, über uns und unsere Leben nachzudenken. Dazu zählen auch schwere Schicksalsschläge, wie der Tod eines nahestehenden Menschen, emotionale Verluste oder vieles dergleichen. Alles, was uns Trauer, Leid und Schmerz bringt, dient unserem Aufwachprozess, um auf uns zu schauen und in unser Sein zu gelangen. Der erste Schritt ist zu erkennen, dass wir meist ganz alleine dafür verantwortlich sind, was wir fühlen und was wir durchleben müssen. Alles, was wir erfahren, haben sich unsere Gedanken „zusammengereimt".

Wir allein sind für unser Leben verantwortlich, kein Gott, kein Nachbar und kein anderes schöpferisches Sein.[7]

Zunächst möchte ich meinen Teil erklären. Ich habe mich seit meiner Geburt untergeordnet, auch rebelliert und war aufmüpfig, doch zum größten Teil habe ich dahingelebt. Ich habe schon immer meine Meinung gesagt, doch hatte oft nicht den Mut sie auch in die Tat umzusetzen. Ich habe auch sehr gut „*Nein*" sagen können. Doch wollte ich wirklich immer „*Nein*" sagen oder hatte ich einfach nur Angst, als schwach und zerbrechlich dazustehen? Als junge Frau wurde mir bewusst, dass ich mich immer hilflos und schwach gefühlt habe. Ich hatte immer das Gefühl, wir Frauen seien ein schwaches Geschlecht. Zum einen wurde es uns so indirekt immer vermittelt, zum anderen habe ich das auf mich bezogen und wurde es auch.

Ich zog Männer an, die tief in sich drin sehr liebevoll und fürsorglich waren, doch ich war nicht in meinem Gleichgewicht, also zog ich Männer an, die auch nicht in ihrem Gleichgewicht waren. Der eine wollte mir die mittelalterlichen Beziehungen aufdrängen, der nächste behandelte mich wie seinen Besitz, der dritte wollte ausschließlich Sex und so weiter. Und ich, ich machte alles mit. Ich ließ mich behandeln wie eine Puppe. Jedoch bin ich dafür selbst verantwortlich. Eines behielt ich jedoch für mich sehr lange, meine Jungfräulichkeit. In diesem Punkt hatte ich eine Kraft entwickelt, da wusste ich nicht, woher sie kommt. Ja, ich wurde mit 19 schwanger, doch dafür reicht auch einmal Sex. Ich gehörte noch zu denen, die mit Ende 17 ihre

---

[7] https://www.bettinahielscher.de/; Eigenverantwortung übernehmen.

Jungfräulichkeit abgegeben haben. Seitdem ich 13 war, hatte ich Freunde. Doch mit keinem habe ich geschlafen. Rückblickend hatte mich mein Instinkt also doch nicht im Stich gelassen. Mir dienten die Männer ausschließlich dazu meine eigene Kraft zu finden. Diese Männer kamen in mein Leben, damit sie mir dabei halfen, eine wirkliche Frau zu werden, denn sie zeigten mir, wie ich als Frau nicht sein will. Und gleichzeitig durften sie einmal erfahren, jemanden herumzukommandieren.

Im Übrigen drehte sich der Spieß dann noch mal sehr stark um. Als ich den Vater meiner Tochter kennenlernte, war ich genau im umgekehrten Ungleichgewicht. Ich war so kraftvoll, egoistisch und kompromisslos, dass ich jetzt diejenige war, die jemanden indirekt und unbewusst zum „Sklaven" machte. Und mein damaliger Freund wollte unbewusst den Sklaven erfahren. Ich machte alles, was ich wollte, was ich für richtig hielt und vergaß ebenso, wie es mir einmal erging, dass ich gerade nichts anderes machte als das, was mit mir gemacht wurde. Ich war also nicht besser, toller oder schwächer, ich war genau wie jeder andere Mensch, der seine Erfahrungen erst einmal machen musste.

Ich war für alle ein leichtes Fressen, schwach, klein und keinen Mut sich zu verteidigen. Ich redete mir das dazu auch noch ein. Meine Gedanken waren von negativen Gefühlen überhäuft. Wenn jemand zu mir kam, um mit mir befreundet zu sein, hatte ich immer Zweifel. Ich hatte demzufolge fast nur oberflächliche Freundschaften und machte nach wie vor alles mit mir selbst aus. Ich sprach nicht über Gefühle oder eigene Bedürfnisse, ich hatte dann immer das Gefühl, ich würde anderen zur Last fallen. Woher kam diese Befürchtung? Meine Eltern stritten sich sehr oft und ich hörte alles, ich konnte nicht einordnen, wieso sie stritten, doch ich schob alles auf mich, ohne darüber nachzudenken oder zu fragen. Da möchte ich an alle Kinder appellieren: *„Wenn eure Eltern sich streiten und euer Name fällt, seid ihr nicht automatisch das Problem, ihr zeigt euren Eltern ein Thema, mit dem sie nicht klarkommen, obwohl sie doch am längeren Hebel sitzen. Nein! Ihr habt genauso ein Recht darauf, ihr selbst zu sein und das mitzuteilen und versteht ihr etwas nicht, dann fragt nach und geht die Erklärung dann nochmal in Ruhe durch. "*

Ich habe meinen Eltern unbewusst Harmonie gezeigt. Ich hatte zwar innerlich nicht ansatzweise meine Harmonie gefunden, doch nach außen strahle ich bis heute Leichtigkeit, Weiblichkeit und Harmonie aus. Meine Mama fühlte sich nie weiblich oder frei, das sah sie in mir. Mein Vater wurde immer herumkommandiert und konnte nie er selbst sein. Ich lehnte fast alles ab, was er von mir wollte, weil ich es nicht wollte. Demzufolge zeigte ich ihm unbewusst den Mut, den er nicht hatte. Paradox ist, dass ich meinen Eltern diese Themen zeigte, mich aber überhaupt nicht so fühlte. Weil ich mich zu diesem Zeitpunkt nicht so fühlen wollte. Denn im Gegenzug bekam ich von Mama Liebe, wenn Papa mich anschrie. Wenn Mama zu hart war und ich etwas nicht durfte, bekam ich es von Papa. Ich manipulierte unbewusst meine Eltern. Das tun alle Kinder, um das Bestmögliche herauszuschlagen. Genau daran merken wir, wie „raffiniert" unsere Kinder wirklich sind.

Zusätzlich wurde ich voll geimpft, und die Impfstoffe in meiner Generation sind m. E. wesentlich mehr „vergiftet" gewesen als die unserer Eltern. Es wurden immer mehr Stoffe mit reingemischt, damit die Impfung mutmaßlich besser wirkt. Doch ich mag darüber hier nicht diskutieren, denn das steht in sämtlichen anderen Büchern drin. Meine Befürchtung ist, dass wir durch das heutige Impfen noch anfälliger und verwundbarer werden. Unsere Körper können die Gifte nicht mehr ausscheiden, diese können sich ablagern und womöglich viele Jahre später Unheil anrichten. Der Impfstoff enthielte dann kaum noch etwas Positives. Kinder werden geimpft und haben danach Nebenwirkungen, es geht ihnen schlecht und ihr natürliches Abwehrsystem wird möglicher Weise auf den Kopf gestellt. Andererseits haben Impfungen auch schon viele Menschen gerettet oder vor Behinderungen (Kinderlähmung) und schweren Krankheiten bewahrt. Warum muten wir unseren Kindern zu, ohne zu hinterfragen, sie gegen alles zu impfen, nur weil es möglich ist, aus Angst und Unsicherheit? Denn Angst kann mitunter als ein Mittel von der Pharmaindustrie verwendet werden, um uns zu täuschen. Es gab in der Vergangenheit unzählige Studien, falls du dich informieren magst, die zu dem Ergebnis gekommen sind, dass Impfungen nur kränker und schwächer machen würden[8], genau das Gegenteil von dem, womit geworben wird.

Ich habe zwar noch Ängste, doch in meinem Leben auch schon viel Vertrauen gewonnen. Ich habe meiner Tochter als Alternative zum Impfen die Informationen bestimmter Erreger über Globuli geben lassen. Sie nahm kein Gift zu sich, sondern der Körper nahm Informationen über Energieschwingungen auf und konnte diese abspeichern. Selbst dadurch war sie an dem Einnahmetag schneller müde als sonst. Unter einem Jahr hat sie gar nichts bekommen, denn ich wollte ihren natürlichen, stärkenden Immunsystem-Prozess nicht unterbrechen. Viele verabscheuen Globuli, weil es keinen Nachweis für die Wirksamkeit gibt. Doch wieso brauchen wir den, wenn es hilft?

---

[8] Angelika Kögel-Schauz:
https://www.udh-hessen.de/content/e361/e3726/e4128/Impfen-macht-krank_ger.pdf - Quelle der Daten: Public-Use-File KiGGS, Kinder- und Jugendgesundheitssurvey 2003-2006, Robert Koch-Institut, Berlin 2008.

Und zwar unabhängig davon, ob es sich um einen Placeboeffekt handelt oder nicht. Die reinen Energiefrequenzen, die Schwingungen sind in den Globuli enthalten. Unsere Zellen arbeiten mit Energien und mit Schwingungen, warum sollten sie diese also nicht aufnehmen können? Warum helfen sie bei Kindern, die einfach positiv über die kleinen Kugeln denken. Sie nehmen sie mit Freude ein und mit diesen positiven Gedanken werden die Schwingungen aufgenommen und der Heilungs- und Genesungsprozess wird angeregt. Wir sollten den natürlichen Prozessen wieder mehr Aufmerksamkeit schenken. Beispielsweise bei Kopfschmerzen braucht ihr keine Tablette, euer Körper braucht Ruhe und Zeit. Nehmt sie euch, trinkt viel und schlaft. Nehmt es an, dass ihr euren Körper zu vielen Reizen ausgesetzt habt und gönnt ihm seine Auszeit. Unterdrückt seine Schreie nicht durch chemisches Zeug, was euer Leiden nur unterdrückt aber nicht heilt. Die alten schönen Heilkräutermethoden haben noch heute ihre Wirkung, euer Körper und eure Seele werden euch danken, wenn ihr achtsam mit ihnen umgeht.

Ich wurde voll geimpft, auch die sogenannten Gebärmutterhalskrebs-Impfungen würde ich keinem mehr empfehlen, auch ich würde mich damit nicht mehr spritzen lassen. Ich hatte meine Seelenthemen mitbekommen, ernährte mich nicht wirklich gesund und versank in meinem eigenen Selbstmitleid. Dazu übte ich Sport aus, der für mich eigentlich nicht das Richtige war und viel zu viel Kraft kostete. Ich wurde krank. Ich hatte immer gesagt: *„Wenn Menschen Krebs haben, ist das schon krass, aber ich kann das gar nicht fühlen."* Ich hatte so viel Angst, mal so richtig krank zu sein, dass das meine „Einladungskarte" war, um es erfahren zu dürfen. Ich habe mir mit meinen eigenen Gedanken meine Erkrankung unbewusst geschaffen oder begünstigt. Die Nieren stehen für die Partnerschaft, die Liebe und Akzeptanz und das Immunsystem regelt unseren ganzen Körper, quasi unser ganzes Leben. Bei mir passte vorne und hinten nichts. Und „Tada!" hatte ich eine Autoimmunkrankheit, die ich mir 17 Jahre lang in meinen Gedanken unbewusst zusammengereimt hatte. Da ich das alles sehr spät erkannte und mein Bewusstsein noch nicht ansatzweise so weit war, durfte ich mich noch mal ganz der Medizin widmen. Ich hätte es mit meinen Gedanken nicht geschafft, da ich zum einen keine Ahnung hatte, nicht rein genug war und zum anderen viele Erfahrungen ausgelassen, die ich mir vorher in meinen Gedanken schon zurechtgelegt hatte und wichtig für den ganzheitlichen Prozess waren.

Bis zur Schwangerschaft war ich mir meiner selbst nicht bewusst. Erst als ich durch sehr interessante Zusammenführungen schwanger wurde und Verantwortung hatte, fing ich an zu denken. Ich hatte vorher mit Mama zusammen bei uns in der Nähe an einem Kurs „Lichtkind" teilgenommen. Mama sagte mir zuvor, ich hätte eine Gabe, also bin ich sehr egoistisch dort hingegangen und mich hat das alles nicht angesprochen. Ich habe schon gewisse Themen erkannt und angefangen aufzuarbeiten, doch ich wollte es nicht wahrhaben, wie verkorkst meine Seele doch wirklich war. Selbst meinen Exfreund habe ich dorthin mal mitgenommen, doch das war auch purer Egoismus. „*Wenn ich an mir arbeiten muss, musst du aber auch was für dich tun.*" Nein, jeder soll für sich entscheiden, inwieweit er sich selbst heilen mag. „Lichtkind"[9] ist wirklich etwas Schönes und es war auch wichtig, dass ich das damals tat, denn auch wenn ich nicht bewusst dort war, hat es in meinen Zellen etwas bewegt und ich dachte abends einmal darüber nach. Ich fing an mich mit meinem ungeborenen

---

9 Lichtkind; Minneken Hus, Kulk 10 38871 Wasserleben, Tina Siebeck, http://minnekenhus.de, http://www.lebensweg.eu/11.html

Kind zu verbinden. Ich ging in eine Meditation, visualisierte mir meinen Bauch, meinen Uterus und „sah" mein Kind. Ich brauchte nicht viel Übung, ich konnte es wirklich, ich sollte es in diesem Leben nicht lernen müssen. Dafür hatte ich keine Zeit. Ich konnte also mein Kind sowohl visuell als auch gedanklich vor den letzten Medikamenten schützen, es vor den Wellen der vielen CTG's bewahren, es ohne Ultraschall „sehen" und immer mit ihm kommunizieren. Ich hatte sämtliche Untersuchungen, weil ich immer noch nicht im Vertrauen angekommen war, doch das würde ich heute anders machen. Ich sah alles noch als „Spiel" und schönen Zusatz in meinem Leben, doch die Relevanz erfasste ich noch immer nicht. Ich arbeitete also energetisch so lapidar ein paar Themen auf und kümmerte mich um meine Tochter im Bauch.

Jetzt begriff ich auch die Mühe meiner Mama. Sie hatte sich intensiv mit Homöopathie auseinandergesetzt. Ich bekam Säfte, Nahrungsergänzungsmittel und vieles mehr. Das hat mich am Leben gehalten, und zwar soweit, dass mir viele Nebenwirkungen erspart blieben. Ich möchte euch einen kleinen Einblick geben.

Bei einer Chemotherapie wird alles kaputt gemacht, was kaputt zu machen geht. Alles Negative und Gute. Dein Magen wird dann mit anderen Medikamenten geschützt, die auch nur wieder Gifte mitbringen. Natürlich hilft Sauerkrautsaft dagegen. Ich gebe zu, lecker ist was anderes, aber es hilft. Als ich geringere Dosen des Chemotherapeutikums hatte, habe ich dieses Magenmedikament weggelassen und meinen Magen natürlich mit Sauerkrautsaft geschützt. Bei den hohen Dosen habe ich ihn zu dem Medikament dazugenommen.

Der Darm bekommt gar keinen Schutz, doch die Darmflora zu erhalten ist enorm wichtig, ansonsten können nicht genügend Nährstoffe und Mineralien aufgenommen werden. Zur leichten Unterstützung helfen bekanntermaßen Bentonit und Flohsamenschalen, jeden Morgen und Abend jeweils ein Löffel und eine halbe Stunde danach erst was essen. Hat super gewirkt und mache ich noch heute in Kuren, um meine Darmflora aufzupeppen. Sango Meereskoralle dient erwiesenermaßen dem Mineralienhaushalt und gibt dem Körper zusätzliche Stoffe. Alle roten Säfte und Früchte helfen bekanntlich dem Körper beim Eisenhaushalt, dass dieser in kein Defizit kommt. Acerola Saft als Nahrungsergänzungsmittel oder auch Mikronährstoffe, wie in Lavita Saft, sind meiner Erfahrung nach wahre Wundermittel. Acerola zu den Mahlzeiten gibt einem eine ordentliche Portion Vitamine. Die fettlöslichen Vitamine A, D, E und K können jedoch nur mit fetthaltigen Nahrungsmitteln aufgenommen werden. Den Lavita Saft dagegen kann man ganz unkompliziert in den Alltag integrieren. Solche Säfte helfen auch bei Erkältungen oder in den kalten Jahreszeiten.

Darmbakterien[10] helfen ebenso, diese solltest du gegebenenfalls bei einem Heilpraktiker austesten lassen, denn nicht alle brauchen wir auf einmal und jeder hat einen anderen Stand bezüglich seiner Darmflora.

Das Herz braucht ebenso Unterstützung, da es genauso, wie der gesamte Körper, den Giften ausgesetzt ist, die sich im Blut befinden. Weißdorn Saft oder Entspannungen unterstützen das Herz und den Kreislauf bekanntlich hervorragend. Gewürze wie Knoblauch, Kurkuma, Kümmel, Zwiebel und vieles mehr gelten als entzündungshemmend, schonend und schützend für die Organe.

---

[10] Zentrum der Gesundheit: https://www.zentrum-der-gesundheit.de/ krankheiten/autoimmunerkrankungen/weitere-autoimmunerkrankungen/ lupus-erythematodes-darmbakterien; Stichworte: basische Ernährung, Acerola Basen-Säure Haushalt; https://www.lavita.de/

Wer Blutverdünner nimmt, kann sich einmal mit dem Nahrungsergänzungsmittel Syntrival beschäftigen. Es beinhaltet einen natürlichen, hoch konzentrierten Spezialextrakt aus der Tomate, der die Durchblutung anregt.

Basenwasser ist auch nicht lecker aber hilft. Durch viele Medikamente wird der Körper übersäuert, und die normale Ernährung alleine schafft es dann nicht, den Säure-Basen-Haushalt in Balance zu halten. Basisches Wasser kann positiv dazu beitragen, wenn die Dosierung beachtet wird, dann wirkt es wirklich.

Wenn du eine Erkrankung hast, ändere zunächst deine Gedanken und dann die Ernährung. Unsere heutigen Lebensmittel sind häufig nicht mehr das, was sie früher einmal waren. Dafür wurde zu viel genmanipuliert, verändert und gespritzt. Deswegen sind die heutige basische vegane Ernährung und Bio-Lebensmittel kein Trend, sondern oft eine große Hilfe.

Kuhmilch ist nicht mehr das, was sie einmal war und kann demzufolge, wie alle Milchprodukte, eine enorme Belastung für unseren Körper sein. Der damals wichtige Weizen wurde von allen Getreidesorten am stärksten verändert und ist im Vergleich zu früher ebenfalls schwer verdaulich.

Billiges Fleisch ist oft mit Medikamenten vollgepumpt und die Tiere leiden unter ihrer Haltung, all diese Emotionen und Gifte speichern sie in ihren Zellen, also auch im Fleisch, was dazu führt, dass es unseren Körper zusätzlich belastet.

Wenn du deine Ernährung umstellst, nicht alles auf einmal, beginne Stück für Stück. Das Thema Ernährung werde ich später noch einmal genauer beschreiben.

Eine alternative Unterstützung kann für manche Menschen die Bioresonanztherapie[11] sein. Die Theorie besagt, dass jeder Mensch eine Art Energiefeld mit einer eigenen Frequenz haben soll, an der sich durch bestimmte Schwingungen Erkrankungen und Belastungen ablesen lassen. Der menschliche Organismus ist für bestimmte Schwingungsinformationen empfänglich. Das Bio-Resonanz-Therapiegerät bietet aus einer Fülle von Möglichkeiten für jeden Patienten eine individuelle Behandlung mit Schwingungen an. Der Heilpraktiker misst die Schwingungen des Körpers mit Hilfe von Elektroden. Es gibt sowohl harmonische (gesunde) als auch disharmonische (kranke) Schwingungen, die ein spezielles Gerät auffängt bzw. auf einer Karte speichert. Es kehrt die disharmonischen Schwingungen um, verwandelt sie in positive und leitet sie anschließend für eine Behandlung zurück in den Körper. Die Sitzungen finden ein- bis mehrmals pro Woche statt. Mithilfe der Bioresonanztherapie sollen der Energiehaushalt des Körpers stabilisiert und dadurch deine Zellen angeregt werden, zu ihrer Ursprungsfunktion und Aufgabe wieder zurückzukehren. Es wirkt auf den Körper als Hilfe zur Selbsthilfe. Mir hat das sehr geholfen, denn dadurch konnten sich meine Nerven entspannen, die sehr überlastet waren von dem vielen Gift, und vor allem hat mein Körper eine gewisse Grundenergie bekommen, wodurch meine Zellen einfacher und leichter arbeiten konnten.

Zum Schluss hat mir besonders eine Sache nach dem zweiten Rückfall enorm geholfen; und das war die Energie. Ich spreche später noch mal über die allgemeinen Energien und werde dann auch auf meine Berufung zurückkommen, doch ich möchte dir vorher sagen, dass alles einen Grund hat und du es

---

[11] Vgl.: https://de.wikipedia.org/wiki/Bioresonanztherapie.

immer, (egal wo du bist oder wie gemein du gewesen bist), in deiner Hand hast, etwas zu ändern. Du brauchst dazu kein spiritueller Weiser werden, es fängt einfach damit an, zu ergründen, wer du selbst bist. Dich anzunehmen, wie du bist und deine Themen Stück für Stück zu erkunden, das ist ein Lebensprozess und keine Kopfschmerztablette. Das ganze Prinzip läuft über Energie[12]. Du kannst dir mit Energien einen schmerzenden Arm hervorrufen oder ein Kribbeln im Arm, ganz wie du deine Gedanken gestaltest. Wählst du die Liebe, geschieht Liebe auf allen Ebenen, sicher auch auf welchen, die du noch nicht kennst. Mit Energien kannst du deinen Körper in ein Gleichgewicht bringen, deine negativen Gefühle loslassen und dich mit Positivität volllaufen lassen.

Du kannst durch Meditationen Botschaften erhalten, die dir deinen weiteren Weg zeigen und selbst wenn du in deiner Meditation nichts siehst, deine Zellen freuen sich über jede Energie, die du ihnen gibst. So wie sie für dich abläuft, ist es richtig für dich. Schau dir die Menschen an, die dich aufregen, die du angeblich nicht magst und schau dann zu dir. Du wirst viele Parallelen finden und dich wundern, dass du all die Menschen deshalb nicht magst, weil sie dir etwas zeigen, was auch ein Teil von dir ist. Wenn du das erkennst und annimmst, kannst du in die Auflösung gehen.

Alles, was dir im Außen widerfährt, ist einzig und allein ein Spiegelbild deiner Selbst.

Dir wurde zu deiner Geburt alles an Wissen und Intuition mitgegeben; versuche sie wieder zu entdecken, und du hast einen

---

[12] Vgl.: https://www.safety-energetics.de/blog/alles-ist-energie/; Buch: Der Quanten Code von Dr. med. Lothar Hollerbach, Scorpio Verlag, 1. Edition (17. September 2010), ISBN-13: 9783941837119

vertrauenswürdigen Wegweiser in dir. Scheue dich nicht aus der Menge herauszustechen. Habe keine Angst anders zu werden. Es sind so viele Menschen auf dem Weg „anders" zu werden, dass es bald der Normalität entspricht. Wenn das eintritt, haben wir einen großen Schritt in Richtung Achtsamkeit und Liebe gemacht. Unsere Erde wird uns dafür danken und uns reich beschenken.

Trau dich und folge deinem Herzen.

Kapitel 10
Zweiter Endoxanstoß

Zu meinem zweiten Stoß fuhren Papa und ich wieder nach Erlangen. Ich wurde stationär aufgenommen und bekam meine Infusion. Papa schlief immer in meinem Zimmer und war für mich da. Wir redeten oftmals gar nicht so viel, weil ich auch einfach froh war, seine Anwesenheit zu spüren. Er strahlte Ruhe aus. Selbst wenn er innerlich brodelte und es ihn zu tiefst verletzt hatte, was mir dort widerfahren war, blieb er in diesen Momenten einfach ruhig. Dagegen sah ich ihn zu Hause kaum, denn da war er oftmals auf Arbeit.

Zu Hause angekommen, vegetierte ich weiter vor mich hin. Ich versteckte mich hinter dem Internet, sah Filme und Serien, ging nicht raus, außer zur Schule. Meine Eltern hatten organisiert, dass mich ein Taxi hinfährt und abholt. Dazu wurde mit dem Direktor und dem Schulamt abgesprochen, dass ich nicht mehr den ganzen Stundenplan bewältigen konnte. Ich durfte mir also pro Tag zwei Blöcke aussuchen, in denen ich den Unterricht besuchte. Ein Block hatte 90 Minuten. Also indirekt habe ich mich aus dem regulären Schulsystem rausgenommen und musste so nicht mehr ganz so viel ertragen. Ich musste keine Vorträge halten, weil ich nicht so lange stehen konnte und Klausuren durfte ich sogar allein im Nebenraum schreiben.

Meine Haare fielen immer mehr aus, mein Gesicht wurde immer runder und ich fühlte mich immer unwohler. Das alles waren „Zeichen" für meine spätere Berufung. Alles sollte dazu dienen, dass ich meiner Arbeit nachgehen kann und der liebe „Gott" (die Urquelle aller lichtvollen Energie) und meine Seele wussten, dass ich es nur verstehen werde, wenn ich einmal so richtig am Boden bin, denn Lebenswillen hatte ich durchaus. Ich hatte nie den Gedanken mich umzubringen, ich dachte nur sehr lange, wenn ich das über mich ergehen lasse, ist es bald vorbei. Doch irgendwann begriff ich damit zu leben und selbst zu agieren.

Die Abschlussfahrt stand bevor. Ich hatte inzwischen meinen dritten Stoß im Körper, einen Haufen Gift, viel Homöopathie, Nahrungsergänzungsmittel, Bioresonanztherapie und ein bisschen Lebenslust. Ich wollte die Fahrt mitmachen!

Kapitel 11
Abschlussfahrt

Ich bat meine Tutorin meine Eltern mitzunehmen. Das war ziemlich einfach. Mein Vater wurde männlicher Betreuer und meine Mama bezahlte ihren Anteil und fuhr als meine persönliche Begleitung mit. Im Kofferraum des Busses war mein Rollstuhl, denn wir hatten ja viel vor. Meine Mama war sehr nervös und sprach recht wenig, mein Vater machte sich mit seiner Aufgabe vertraut. Ich saß mit einer Freundin zusammen und wir fuhren nach Italien.

In der Nacht wurde angehalten und ich musste pullern. Dabei merkte ich, dass mein Gehirn völlig überfordert und ich immer so zusammengesackt war. Hatte ich für Millisekunden meine Muskelkraft in den Beinen verloren, so hielten mich links und rechts meine Freundinnen fest. Übrigens genau die zwei, mit denen ich noch heute Kontakt habe. Denn wenn man mal so richtig krank ist, merkt man wirklich, wer seine wahren Freunde sind.

In Italien angekommen, unternahmen wir viele Dinge, unter anderem auch Katamaran fahren. Mama war wieder völlig in ihrer Angst und ich genoss einfach den Wind um meine Nase. Ich spürte seit langem das Gefühl von Freiheit. Ich wollte, ja ich spürte, dass ich von ganz weit oben durch eine „Kraft" geführt werde. Ich wusste, sie wird mich unterstützen. Ich wusste nicht, wie und wer es ist, doch auch das durfte ich alles noch später erfahren.

Am vorletzten Tag, Strandtag, hatte ich mich bei meinen Eltern geduscht, weil das Zittern immer stärker wurde. Als ich mich anziehen wollte, hatte ich einen epileptischen Anfall in vollstem

Ausmaß: blaue Lippen, Einnässen, Bewusstlosigkeit und Amnesie. Das alles sahen zwei Freundinnen von mir und meine Mama. Sie versuchte noch ihren Finger in meinen Mund zu machen, dass ich Luft bekam, doch ich habe sie sehr übel gebissen und Mama hatte lange mit diesem Thema zu tun. Ihr Angstthema.

Als der Krankenwagen da war, wurde ich ins Krankenhaus gefahren. Ich fragte meine Freundin, wo wir sind und wer die vielen Kinder sind, ich fand das alles lustig und verstand durch meine Amnesie nichts. Ich bekam dann Valium und habe die ganze Nacht geschlafen wie ein Kind. Den nächsten Morgen fühlte ich mich frisch, munter und voller Elan. Wieso? Ich bin kein Epileptiker, mein Körper hat sich mit dieser Reaktion geschützt und alles Gift mal kräftig losgelassen! Ich habe diesen Anfall sofort positiv gesehen. Da ich jedoch noch weiterhin Stöße hatte, habe ich ein Epilepsie-Medikament bekommen.

Ich möchte darauf hinweisen, dass ihr keinem Arzt zu 100 Prozent vertrauen solltet. Ich habe mehrmals das Zittern angesprochen, dass mir Gläser runterfallen und vieles mehr, doch alle haben es verharmlost. Keiner hat mir auch nur wirklich zugehört. Ich wurde danach sämtlichen Tests unterzogen und es kam nichts raus. Es wurde nichts festgestellt. Schon damals versuchte ich den Ärzten zu erklären, dass das eine Nebenwirkung war. Dass mein Körper überlastet war und es einfach mal rausgelassen werden musste. Sie rätselten weiter, vielleicht auch heute noch, keine Ahnung. Wieso sollte auch ein Gelehrter einer kranken Siebzehnjährigen glauben. Ja, die Ärzte haben studiert, und ich, ich habe Gefühle, Intuitionen und ein Gespür für mich selbst. Das ist so wertvoll, dass es sich bitte jeder bewahren soll!

Was genauso krass war, in der Schule ging herum, ich hätte mich so sehr besoffen, dass ich in Ohnmacht gefallen sei. Ganz ehrlich, wie krank sind die Menschen von heute? Sie haben keine Ahnung, nichts vom Geschehen mitbekommen und erzählen so etwas? Wieso muss sich die Menschheit am Leid anderer aufgeilen? Wieso reden sie einfach, ohne zu denken?

Ich bin zu Hause aus dem Bus ausgestiegen und ich wusste von all dem nichts. Die Eltern der anderen schauten mich wie einen Zombie an, abwertende Blicke und Getuschel an allen Ecken. Ich erfuhr erst später von einer Freundin, was über mich erzählt wurde. Dabei kam heraus, dass der Großteil dachte, ich schwänze und nutze irgendein Wehwehchen aus, um nicht mehr so intensiv an der Schule teilnehmen zu müssen. Hui, das war ein Treffer damals. Ich spürte Neid, Eifersucht, Hass und ganz viele negative Emotionen. Ich konnte sie nicht immer deuten, denn ich hatte nie die Absicht jemandem zu schaden. Das tat ich auch nicht, ich zeigte allen einfach nur ihre „Themen".

Leider wurde nicht offen darüber geredet oder nachgefragt, was mit mir wirklich los ist, und ich war damals einfach nicht so weit, allen meine Erkrankung zu erklären. Somit durfte ich gleich erfahren, wie es ist, wenn man nichts erzählt und vor sich selbst wegläuft. Das rechtfertigt jedoch nicht die „irdische" Handlung der Elternschaft am Ende der Abschlussfahrt.

Kapitel 12
Meine Ansicht und Handhabung bezüglich Energien

Bevor ich von meiner Chemotherapie weiter berichte, möchte ich ausführlicher über Energien sprechen. Auf Grund meiner Erkrankung habe ich mich mit diesem Thema beschäftigt, speziell mit dem Gleichgewicht unserer Grundenergien. Wir haben viele unterschiedliche Religionen, Ansichten und Vorstellungen von dem, was im Himmel passiert. Wir geben Namen dafür, geben dorthin unsere Schuld und machen „das da oben" für alles verantwortlich. Wieso? Weil wir Angst haben, weil wir Zuversicht und Hoffnung brauchen und vor allem Halt. Doch wieso geben wir alles ab und schauen nicht einmal zu uns selbst? Weil das mit viel Schmerz verbunden ist. Man müsste sich eingestehen, wie man sich verhalten hat, wie egoistisch man teilweise war und wie unfair anderen gegenüber, damit das Beste für einen selbst herausspringt. Deswegen suchen wir nach wie vor einen Schuldigen. Dafür nehmen wir den Himmel. Wir machen alle für unser Schicksal verantwortlich, außer uns selbst. Nennen wir den Himmel „Gott". Wir sollen ein göttliches Ebenbild von ihm sein. Verhalten wir uns „göttlich"? Nein. Wir leben oft egozentrisch, machtbesessen, verwöhnt und rücksichtslos. Würde ein göttliches Wesen so leben bzw. andere Lebewesen so herablassend behandeln, wenn sie doch auch göttlich sind? Müssten wir uns nicht alle in Augenhöhe betrachten, wenn jeder göttlich und ein Ebenbild Gottes ist? Ich habe es schon einmal zwischen Kindern und Erwachsenen erklärt. Genauso sollte es auch zwischen den Erwachsenen und zwischen den Kindern untereinander ablaufen. Unabhängig vom Wissensstand oder von unserem Vermögen, sind wir alle göttlich. Doch ein göttliches Wesen ist achtsam, aufmerksam, liebevoll und behutsam. Es liebt und lebt in Reinheit ohne zerstörerische Gedanken und Vernichtung. Es strebt nach Einklang und Harmonie.

Die Menschheit hat jedoch das irdische Leben genau ins Gegenteil verkehrt: Machtkämpfe, Hungersnot, Gierigkeit und Zerstörung der Erde und der Menschheit selbst. Das heißt, es gibt irgendwas im Kosmos, was dagegenwirkt. Ja, es gibt die sogenannten „dunklen Mächte", doch das sind wir selbst. Wir sind dabei uns selber zu zerstören. Gelangen wir in ein Ungleichgewicht unserer Grundenergie, nehmen all die negativen Emotionen überhand und herrschen über unser Leben. Viele reden sich damit raus, wie: *Ich kann doch nichts dagegen machen, jeder macht das so, das ist alles so schwer.* Doch eines haben ganz viele vergessen: Gedankenkraft. Ihr alle seid die Schöpfer eurer selbst. Wenn ihr euch den ganzen Tag negative Energien einredet, dann könnt ihr nicht fröhlich sein, doch wenn ihr eure Gedanken ins Positive umwandelt und sie so im Herzen verinnerlicht, werdet ihr im Inneren und Äußeren eine Veränderung sehen und spüren.

Bestes Beispiel: „Gedankensport". Meine Mama sagte mir, wenn ich schon keine Kraft für Bewegung habe, dann solle ich mir diese doch wenigstens vorstellen. Ja glaubt mir, es funktioniert! Ich lag im Bett und habe mir vorgestellt, wie ich meine Füße hoch und runter bewege, ich war fix und fertig danach. Meine Durchblutung wurde angeregt und ich hatte sogar ein gerötetes Gesicht. Ich war fasziniert.

An alle Patienten im Krankenhaus oder die bettlägerig sind: probiert es aus. Ihr bekommt zwar kein Sixpack, doch ihr könnt euren Genesungsprozess unterstützen. Schließt die Augen, visualisiert eure Muskeln oder die betroffenen Gelenke, macht

Gedankensport. Auch hier das Trinken und Ausruhen nicht vergessen.

Also dass es Energien gibt, weiß jeder. Die meisten denken da an physikalische Kräfte. Ja, das ist was für Wissenschaftler. Ich möchte hier über körpereigene und kosmische Energien reden. Im Körper haben wir sieben Haupt-Chakren mit jeweils einer eigenständigen Aufgabe, Farbe und Energie. Wir haben Meridiane im Körper, die unseren Energiefluss herstellen, wodurch alles miteinander verknüpft ist, sowie das sogenannte Yin und Yang in uns. Ein Gleichgewicht zwischen männlicher und weiblicher Energie in unserem Körper. Diese Energie kommt von zwei Hauptquellen. Einmal von Mutter Erde über das erste Chakra, das Wurzelchakra und von Vater Himmel (Urquelle der Energien), das siebte Chakra, das Kronenchakra. Mit den sieben Chakren, die ich später noch mal näher beschreiben werde, holen wir unsere Energien.

Diejenigen, die ihre Energien nicht durch Meditation oder Gedanken bewusst beziehen, fragen sich sicher, woher sie diese dann bekommen.

An die Urquelle ist jeder angebunden, die Energie ist meist nur weniger ausgeprägt. Somit ist immer eine Energiequelle vorhanden, jedoch im Ungleichgewicht. Daher kommen dann Probleme, Enttäuschungen, Unzufriedenheit und viele Kleinigkeiten, die einfacher und angenehmer verlaufen würden, wenn Körper, Geist und Seele im Einklang wären. Jede Seele, die geboren wird, hat einen „Seelenplan". Jede Seele hat sich „ausgesucht", was sie im Leben erfahren möchte. Bei Gott ist alles Licht, alles leuchtet, alles ist liebevoll. Dort ist kein Platz für Grobheit und Negativität. Die Seelen wollen jedoch alles und jedes spüren. Freude erfährt man nur durch Traurigkeit, oben nur wenn man unten kennt, links nur, wenn man rechts kennt und andersherum.[13] Das geht im Himmelreich nicht. Deswegen kommen wir auf die Erde, materialisieren uns in einen 3-D-Körper. Das bringt den Nachteil mit sich, dass sich die feinstofflichen Energien sehr extrem verdichten müssen, dadurch wird viel Wissen und Göttlichkeit verborgen. Durch Dogmen und Verhaltensmuster wird es ebenso erschwert wieder in die Ursprungsform zu kommen. Wenn sich eine Seele dazu entschieden hat, hier auf der Erde gewisse Themen zu erfahren, benötigt sie immer Gegenspieler, andere Seelen, die ihr diese Erfahrung geben können. Das ist dann so, als ob jemand der „Täter" und jemand das „Opfer" ist.

Beispiel: Paul klaut Peter den Ball. Zum einen kann Peter erfahren, wie es sich anfühlt schwach zu sein, zum anderen soll er lernen an sich und seine Kraft zu glauben. Paul möchte spüren, wie es ist einmal Kraft zu haben. Im Gegenzug erfahren beide beim nächsten Ballspielen genau das Gegenteil, weil Peter jetzt Paul den Ball klaut. Danach werden sie in Ruhe miteinander spielen oder bewusst dem anderen den Ball klauen, was vorher unbewusst passiert ist, aus ihren Gefühlsregungen heraus, die sie dazu brachten. Daraus haben sie gelernt und etwas erfahren, was sie später immer wieder anwenden können.

Das heißt, wenn euch jemand begegnet, der euch verletzt, zeigt er euch ein Thema, was in euch drinnen noch ein Ungleichgewicht hervorruft. Je mehr wir es erkennen und auflösen, umso reiner und liebevoller werden wir. Und Liebe ist bekanntlich stärker als jede negative Emotion. Nur mit Liebe und positiven Gedanken kommen wir aus diesem jetzigen Dilemma raus. Mit Liebe würden wir achtsamer und bewusster leben, wodurch wir auch wieder liebevoller mit unserer Umwelt

---

[13] Vgl. Neale Donald Walsch, Die kleine Seele und die Erde - Eine Parabel für Kinder, Herausgeber: Hans Nietsch, 2005.

umgehen würden. Wir würden die Tiere wieder anders behandeln, weil wir eine bewusstere Ansicht haben. Das heißt alles, was zwischen Menschen abläuft, allgemein zwischen Lebewesen, beruht auf einer Energiebasis, die uns die Urquelle gegeben hat, um hier auf Erden zu spüren und zu erfahren. In Liebe.

- Denk immer daran: Gott hat dir nur Engel geschickt.[14]

- Denn die Urquelle, auch Gott in manchen Munden, zu gebrauchen, ist göttlich und pflegt keine negativen Gedanken. Grobheit, Hass und Macht haben dort oben keinen Platz.

Das heißt zusammengefasst für diesen Teil, wir sind unser eigener Schöpfer, Gedankenkraft ist eine der stärksten Kräfte und wir sind in der Lage unsere Energien zu steuern.

---

[14] Vgl. Neale Donald Walsch, Ich bin das Licht! - Die kleine Seele spricht mit Gott, Edition Sternenprinz, 1999.

Kapitel 13
Kurze Zusammenfassung meiner Abiturientenzeit

Als ich am Ende der Abschlussfahrt aus dem Bus ausstieg, zeigte ich vielen der wartenden Eltern, was sie sich selber wünschten: Fürsorgliche Eltern zu sein, Mut zu haben, das umzusetzen, was sie wirklich aus ihrem Herzen heraus wollen, die Kraft, sich gegen gängige, unkritisch übernommene Verhaltensmuster zu stellen sowie zu ihrer eigenen Meinung und sich selbst zu stehen, egal, in welcher Situation sie gerade sind. Doch genau, weil das alles so angesprochen hat und die Selbstreflektion zu schmerzhaft war, haben sie blockiert und sind stattdessen ablehnend negativ über mich hergezogen, genauso unbewusst, wie ich ihnen die Themen gezeigt habe.

Ich begriff das alles noch nicht. Ich unterdrückte zu der Zeit diese Erkenntnisse genau wie alle anderen. Ich hatte nur mehr Lebensfreude, weil die weiteren Stöße ebenso gut verliefen und meine Werte immer besser wurden. Ich hatte quasi das Ziel, durch Ausharren bald alles überstanden zu haben. Ich nahm deswegen auch alles ein, was Mama mir hingestellt hatte. Einerseits, da es sie glücklich machte und andererseits, weil ich irgendwie mitbekam, dass es half. Ich freute mich schon auf weniger Kortison, auf mehr Beweglichkeit und mein altes Leben zurückzubekommen. Naja, also naiv war ich immer noch. Mama redete die ganze Zeit auf mich ein: „Schau dir dein ‚Vater-Thema‘ an, beschäftige dich mit deiner Erkrankung, sie zeigt dir was. Überdenke dein Leben!" Ja, sie hatte Recht, ihr Mutter-Instinkt hat sie nicht im Stich gelassen und dafür danke ich ihr heute noch unendlich von ganzem Herzen. Ich habe sie mies behandelt und immer abgewimmelt, doch meine Mama blieb am Ball und wusste, dass mir nur so vollkommen geholfen werden könnte. DANKE.

Ich habe auch 2015 meine Abiturprüfungen geschrieben und war danach immer fix und fertig. Jedoch hatte ich sowieso nichts vor und konnte mich ausruhen. Ich glaube, ich habe nur für meine Biologie-Prüfung gelernt. In den Rest hatte ich einfach Vertrauen, woher das auch immer kam. Heute weiß ich es. Ich musste dann noch zu der regulären mündlichen Prüfung eine Nachprüfung absolvieren, um auf meine entsprechenden Punkte zu kommen. Das passte genauso gut, sodass mir eine zweite Nachprüfung erspart blieb. Ja, ich sag mal so, es wussten alle, welche Punkte mir fehlen und ich wurde gut auf die Prüfung vorbereitet. Ich hatte zu dieser Zeit einen ganz großen Engel und einen super Direktor. Auch wenn er als Geschichtslehrer miserabel war, hat er seine Aufgabe als Direktor sehr hingebungsvoll und liebevoll erfüllt. Dort hat man ihm angemerkt, dass es eine Aufgabe ist, die ihm Freude bereitet.

Meine Mama hatte mir bei zwei von vier Prüfungen Fernenergie gegeben, dass mir das brauchbare Wissen zur Verfügung steht. Dieses waren auch meine zwei besten Prüfungen, nach denen ich wesentlich fitter war und die Noten für meine Verhältnisse gut waren. Also zweifelt nicht an der Kraft der Energien. Bei den anderen habe ich böswillig abgelehnt, ich will das nicht. Na ja, das Ergebnis; ich musste zur Nachprüfung...

Somit hatte ich mein Abitur in der Tasche. Und der Abiball stand bevor.

Kapitel 14
Abiball und kurz danach

Ich hatte abgenommen, hatte nicht mehr so ein aufgedunsenes Gesicht und meine Haare waren so lang, dass daraus durchaus eine Frisur entstehen konnte. Ich hatte einen Tanzpartner, mit dem ich schon in der zehnten Klasse abgesprochen hatte, dass wir einmal zusammen zum Abiball gehen werden. Nein, wir waren nie zusammen, wieso auch, wir hatten uns nur gut verstanden. Wir hatten keine Lust auf dieses Drama, wer geht mit wem, und hatten das von Anfang an so beschlossen.

Ich hatte vor meiner Erkrankung einen Freund, bei dem ich einen Abiball miterleben durfte, somit wusste ich den groben Ablauf und konnte damit besser umgehen. Das war vorteilhaft für meine Nerven und wegen den vielen Medikamenten, die ich immer noch zu mir nahm.

Ich hatte sogar wieder angefangen Floorball zu spielen. Aus heutiger Sicht hätte ich es auch lassen können, denn gebracht hat es mir nichts, außer dass ich mich danach immer sehr lange auskurieren musste. Meine Mama fand das auch nicht so toll, doch sie war froh, dass ich etwas hatte, was mich aus der Wohnung lockte.

Ich ging also zum Friseur, ließ mir meine Haare aufpeppen, schminkte mich leicht und machte mir wunderschöne größere Ohrringe rein. Die kamen gut zur Geltung bei den kurzen Haaren. Ich hatte ein leicht rosafarbenes Kleid an, welches sich über der Brust kreuzte und um meinen Hals legte. Am Rücken war ein Reißverschluss, der bis zum Hals hochging, dort, wo der Stoff von vorne kam. Über meinen Rücken verlief ein leicht durchsichtiger Stoff, sodass mein Rücken frei, jedoch nicht nackig war. Die Taille wurde von einem engeren Stoff betont, der mit einem Blumenmuster überzogen war. Das Muster war silberfarben und glitzerte ganz leicht. Dazu schwarze Schuhe mit leichtem Absatz. Dieses Kleid sah wunderschön an mir aus, denn es verdeckte all die von mir noch nicht akzeptierten Zonen meines Körpers und zudem sollte ich dieses Kleid noch öfter in meinem Leben tragen.

Es war der erste Abend seit langem, an dem ich mich frei und leicht gefühlt habe. Ich habe getanzt, gelacht und habe den Stolz meiner Familie mir gegenüber genossen. Abends, an einem gewissen Punkt, merkte ich jedoch, dass mein Körper jetzt eine Ruhephase brauchte und somit lag ich gegen vierundzwanzig Uhr im Bett. Denn schon fünf Stunden später sollte es zu einem Spaßtunier vom Floorball gehen. Ein Freund aus Quedlinburg nahm mich mit. Unser Team ist schon Freitag losgefahren. Da wir beide Abiball hatten, fuhren wir Samstag früh, um dann pünktlich beim ersten Spiel da zu sein. Meine Mama hatte Angst, die sehr berechtigt war, jedoch mittlerweile größtenteils aufgelöst ist.

Genau vor einem Jahr, noch bevor ich meine Diagnose erhielt, war ich bei dem gleichen Turnier und merkte dort, dass irgendetwas nicht stimmt. Ich bin im Zelt immer mit verquollenen Augen aufgewacht und fühlte mich träge und schlapp. Mama hatte Angst, ich würde wieder irgendetwas dergleichen durchmachen müssen. Doch ich hatte meine Medikamente und versicherte ihr, dass ich nur so viel spielen würde, wie ich kann. Na gut, ich spielte wesentlich mehr, weil es Frauenmangel gab. Ich brauchte dementsprechend auch lange Zeit zum Auskurieren. Doch die Schule war ja aus. Zwinker! Wie ihr seht, meine Einsichten kamen auch nicht immer gleich.

Kapitel 15
Entdeckung meiner Berufung

Bei diesem Turnier traf ich den Mann, der mir nur ein knappes dreiviertel Jahr später ein großes Geschenk machen sollte. Ich hatte mich schon damit vertraut gemacht, dass etwas in mir schlummert, was ich später nutzen sollte. Ich konnte von den Leuten die „Seele sehen". Immer, wenn sie mir was erzählten, antworte ich mit „Na ist doch klar". Denn das kann ich alles an dir sehen, deswegen fühlst du dich so und so. Ich nahm das jedoch nicht ernst und spielte eher damit, anstatt es vorteilhaft einzusetzen. Mama erzählte mir auch viel von den hochsensiblen Kindern und ihrem besonders starken Draht zu den universellen Energien. Ich fand das schon cool, doch ich wollte mir nicht eingestehen, dass so etwas auf mich zutraf, denn das hätte bedeutet, dass ich damit viel bewirken könnte. Davor hatte ich Angst.

Drumherum bin ich trotzdem nicht gekommen.

Ich hatte den Mann gar nicht so wahrgenommen, weil ich mehr mit mir selbst beschäftigt war, ich fühlte mich auch noch nicht ansatzweise attraktiv genug, um männliche Blicke auf mich zu ziehen. Jedoch hatte ich eine wunderschöne und sanfte Ausstrahlung. Mein Inneres gab alles, um zu strahlen, egal wie düster die Außenschicht auch noch war. Später erzählte er mir: *„Du kamst in den Raum, ich sah dich und du strahltest. Heller als alle anderen in den Raum."*

Ja, das ist romantisch und ich finde unsere Begegnung von damals immer noch berührend, doch leider sollte sie zunächst nur dazu dienen, damit ich schwanger wurde. Wir lernten uns kennen, hatten die gleichen Vorstellungen und versuchten uns zusammen einen Plan für später zu machen, wenn er sein Studium beendet hatte. Wir wollten zusammenziehen, doch jeder sollte schon erst mal seine Sachen machen. Die Kinder hätten wir im Sport zusammen trainiert. Er hätte gearbeitet und ich meine Ausbildung als Physiotherapeutin gemacht.

Wir hatten anfangs somit noch eine Fernbeziehung und dann wurde er krank. Ja, er wurde schwer krank und das erste Mal musste ich meine Energie benutzen, meine klare Vorstellungskraft und mein Vertrauen in etwas, was ich immer noch nicht glauben konnte. Er hatte zwei Wochen lang ununterbrochenes Fieber, bekam Tabletten in unterschiedlichen Varianten. Es wurden verschiedene Diagnosen gestellt, doch keine war die richtige und keine Therapie hatte geholfen. Ich bat einen Freund meiner Mama mir zu helfen, zu schauen was mit ihm los sei. Denn lange hält er diesen körperlichen Stress nicht mehr aus.

Wir drei, Mama, Mamas Freund und ich verbanden uns energetisch, das heißt, wir waren alle an unterschiedlichen Orten und hatten eine feinstoffliche Verbindung miteinander. Mama und ich unterstützten den Vorgang mit Energie, Liebe und Kraft. Der Freund behandelte ihn. Ich sah alles vor meinem „inneren Auge". Ich „sah", wie sämtliche zerstückelte Seelenanteile aus ihm herausgeholt wurden. Ich sah meine Schwiegermama, die alles mit ihrer Seele mit „anschaute" und genau beobachtete, was dort ablief, (irdisch lag sie einfach im Bett und schlief, ihre Seele machte das auf eigene Faust). Zudem hielt meine Schwiegermama nicht wirklich was von so einem „Hokuspokus". Ich nahm wahr, wie all diese negativen Energien herausflogen und sich in Liebe umwandelten. Genau wie ich es eben beschrieben habe, so erzählte es mir später der Freund von Mama. Ich fing an nachzudenken. Mein Freund war den nächsten Tag topfit. Das heißt so viel wie: Das Fieber war über Nacht verschwunden und er konnte anfangen sich zu erholen. Laut den Ärzten und seiner Familie war es jetzt halt einfach vorbei. Doch wir wussten, was wir gemacht und gesehen hatten, den Abend zuvor. Wahrscheinlich genau wie sie, konnte ich es damals nicht fassen. Doch ihr werdet in dem Buch noch lesen, wie alles zusammenhängt. Er wurde also Stück für Stück immer fitter. Ich schaute mich jedoch nach anderen Männern um. Ja, ihr könnt mich gerne als untreu verurteilen, denn so fühlte ich mich auch. Ich hatte einen Freund, mit dem ich gerne zusammen war und den ich nicht verlassen wollte, doch liebte ich ihn aus dem Herzen? Nein, ich habe ihn damals nicht so geliebt, wie ich heute lieben würde. Ich war vielleicht verliebt, doch ich habe nicht geliebt. Das ist ein sehr großer Unterschied. Ein Mensch kann auch jemanden lieben ohne sexuelle Bedürfnisse zu haben. Oder wir können auch einen Menschen lieben, weil er einfach ein göttliches Wesen ist und liebenswert ist. Doch ich habe ihn damals nicht geliebt, ich fand ihn reizend und aufregend.

Daher kam auch das weitere Umschauen, denn ich suchte noch nach der Liebe bzw. spürte, dass das nicht die vollkommene Liebe war, nach der ich unbewusst strebte. Auch er würde heute noch sagen, er habe mich geliebt. Nein, er war in mich verliebt, doch auch er liebte mich nicht. Das ist nichts, wofür einer verurteilt werden sollte, denn es ist menschlich und sollte jeder ausprobiert haben.

Durch dieses intensive Verliebtheitsgefühl ist es dazu gekommen, dass unsere Tochter entstand. Sie sollte mir im Alter von 19 Jahren geschenkt werden, um mich weiter zu begleiten. Sie war einer der Gründe, warum ich hier sitze und schreibe. Warum ich meine Erfahrungen und meine Berufung kundtue. Wieso ich mein privates Leben niederschreibe? Um damit deutlich zu machen, was unsere Seelen von uns wollen. Und sie können oft nur noch über den Körper mit uns kommunizieren, weil wir die anderen Möglichkeiten zum größten Teil blockiert haben, aus Angst und Zweifel. Genau aus diesem Grund entstehen Krankheiten.

Und für mich begann wieder ein neuer Lebensabschnitt.

Kapitel 16
Schwangerschaft

Ich war schwanger. Ein Schock. Ich wollte Sport machen, vielleicht nochmal eine Weltmeisterschaft spielen und meine Ausbildung machen. Wollte ich das wirklich? Ich wollte nicht schon wieder anders, sondern normal sein und mit meinem Freund erst mal Zweisamkeit genießen. Ich wollte, wollte und wollte. Doch was wollte ich wirklich? Gesundheit und Heilung, aber die hätte ich auf meinem gewählten Weg nie erhalten.

Ich hatte so viel Angst und Zweifel, dass mir bewusst wurde, wie unsicher und kraftlos ich doch noch war. Wieder hatte ich ein Brett vor dem Kopf. Wieder war ich naiv zu denken, dass ich es schon geschafft hätte. Ja, es war wirklich naiv, trotz meiner Erkrankung, die noch nicht ganz geheilt war und weil ich ein bisschen Sport machen konnte, zu denken, alles überstanden zu haben. Ich dachte das, weil ich tief drin eben nicht noch mehr Schmerz fühlen wollte. Doch ich brauchte den Schmerz, um das hier für MICH und DICH zu schreiben.

Eine damalige Freundin war im vierten Monat schwanger gewesen, auch bei ihr war es ungewollt und sie wusste, sie würde die Ausbildung beenden. Ich machte mich indirekt noch lustig, dass mir das nicht passieren würde. *„Ich muss erst mal gesund werden, die Ausbildung beenden und dann kann ich immer noch Kinder bekommen".* Pustekuchen! Ich war schwanger und für mich stand in all meinen vielen Emotionen fest, ich treibe nicht ab.

Meine Kleine hat zwar sämtliche irreführenden Emotionen schon damals von mir mitbekommen, doch sie spürte gleichzeitig auch, sie wird mich behalten, sie wird von mir mit offenen

Armen empfangen. Die Emotionen, die ich ihr damals in den ersten Wochen über unsere Verbindung mitgab, spürt sie jetzt immer noch. Sie hat ganz große Angst, mich gehen zu lassen. Nicht weil sie denkt, ich liebe sie nicht, sondern weil jedes Mal, wenn ich sie irgendwo lasse oder ähnliches, sie genau den Schmerzmoment unbewusst durchläuft, den sie spürte, als ich erfuhr, dass ich Mutter werde. Und diese erste Emotion war durchaus nicht positiv, unabhängig davon, wie ich mich am Ende entschied. Ich habe das Gefühl für sie schon mehrmals losgelassen und umgewandelt und es wird mit der Zeit auch besser und sie möchte sogar, dass ich manchmal gehe. Doch es kann erst vollständig in die Auflösung kommen, wenn ich es ihr erkläre und sie sich bewusst alleine und selbstständig davon löst. Doch das dauert noch ein wenig, bis ich das tun werde.

Ich fühlte mich mal wieder schlecht. Ich hatte der Freundin damals Unrecht getan und meinem Kind gab ich erst mal einen Haufen irreführender Emotionen mit. Toll. Bald setzte mein Verstand ein und ich wusste, die Medikamente müssen weg. Nachdem ich drei Tage geheult hatte, rief ich bei meiner damals zuständigen Nephrologin in Leipzig an. Ich hatte nach der Chemotherapie von Erlangen nach Leipzig gewechselt, damit wir nicht mehr so weit zu Blutkontrollen fahren mussten. Die Ärztin fragte mich zunächst, ob ich mir sicher sei. Ich war etwas irritiert, natürlich war ich mir sicher, ich bekam meine Periode nicht und wenn ich richtig in mich ging, merkte ich, dass sich dort etwas in mir veränderte.

Als wir das geklärt hatten und ich sicherheitshalber einen Schwangerschaftstest machte, um meiner Ärztin die Bestätigung zu geben, sollte ich für drei Tage stationär im Klinikum aufgenommen werden. Ich hatte dabei kein gutes Gefühl, doch ich war zu schwach, um mich dagegen zu wehren. Ich wurde auf der rheumatologischen Station aufgenommen.

Eigentlich haben Patienten mit meiner Erkrankung auch rheumatische Probleme, ich jedoch nicht, deswegen verstand ich nicht, wieso ich als Schwangere auf so eine deprimierende Station gebracht wurde. Die zuständige Ärztin auf dieser Station war dann der Auslöser für alles Kommende. Zunächst sollte ich sämtliche Untersuchungen über mich ergehen lassen. Lungentests und verschiedene Blut- und Belastbarkeitstests. Eine Mitarbeiterin wusste nicht mal, dass ich schwanger war und sagte mir durch Zufall, dass sie diese Übung nicht mit Schwangeren machen darf. Ich sagte dann: *„Ich bin aber schwanger."*

Nach diesem Vorfall entschied ich mich keine weiteren sinnlosen Übungen mehr mitzumachen. Später erfuhr ich, dass sie dazu dienen sollten einzuschätzen, ob ich in der Lage bin, ein Kind zu bekommen. Ist das nicht krank? Einer Lupus-Patientin, die körperlich schon an ihren Grenzen ist, noch solchen Stress sinnloser Tests zuzumuten, ist gefühllos. Die Ärztin möchte ich damit nicht verärgern, sie hat ihre Themen, warum sie so gehandelt hat. Sie erzählte mir, aus meiner Sicht einseitig betrachtet, dass sie selbst Rheumapatientin ist und ebenso ein Kind hat und sie das auch alles machen musste, damit sie ein gesundes Kind zur Welt bringen konnte. Gegenfrage: Sie hat es gar nicht anders probiert, woher will sie dann wissen, dass es für sie die einzige Möglichkeit war, ein gesundes Kind zu bekommen? Ihre Angst hatte ihr diese Gedanken und Antworten abgenommen.

Ich teilte also mit, dass ich keine weiteren Untersuchungen mache und das Kind auf jeden Fall behalten werde. Mir wurden dazu andere Medikamente gegeben, die babyfreundlicher sein sollten.

Ist etwas ironisch, da auf allen ebenso draufstand: „*Für Schwangere nicht geeignet.*" Logisch, keine Medikamente tun Ungeborenen gut. Da ich nur noch eine geringe Dosis zu mir nahm, entschied ich mich, meine Medikamente auszuschleichen, auf eigene Faust. Ja, ich hatte Angst, doch alles in mir sträubte sich, mir noch weiter solch Gift einzuwerfen, wenn meine Werte gut waren und mein Kind gesund bleiben sollte.

Am zweiten Tag ließ ich mich entlassen. Normalerweise unterschreibt der Patient die Papiere, der Arzt klärt noch mal kurz auf und dann darf derjenige gehen. Nein, bei mir verlief es anders. Ich kündigte „vorne" an, dass ich mich gerne selbst entlassen würde, da ich meine Entscheidung getroffen hätte und hier nicht länger verweilen wolle. Zumal es mir dort auf dieser Station echt mies ging und ich spürte, dass mich hier kein Arzt verstehen würde. Als dann die besagte Ärztin kam, wurde es sehr intensiv. Sie hat nicht nur einmal kurz ihre Pflicht erfüllt, sondern zehnmal, und das sehr lang. Zehnmal hat sie versucht erst mir und dann meiner Mutter einzureden, wenn wir jetzt gingen, sterbe das Kind und auch ich würde daran sterben. Ja, das kann ich so formulieren, denn ich war dabei und es waren ihre Worte: „*Wenn Sie das Kind behalten, dann werden Sie sehr wahrscheinlich sterben.*" Sie wusste nicht, dass ich keine Medikamente mehr nahm, das war auch gut so.

Sie wollte, dass ich abtreibe ohne Wenn und Aber, und das ist hart. Sie hat sogar geschrien und meiner Mama gedroht. Mama war wirklich kurz davor einzuknicken, bis ich aufstand und mit letzter Kraft schrie: „*Jetzt halten Sie den Mund! Sie haben mich aufgeklärt und damit ist gut.*"

Ich wusste nicht, woher diese Worte kamen, denn eigentlich war ich ein elendiger Gefühlshaufen, doch sie griff uns an, von welchen Ängsten und Dogmen auch immer sie geleitet wurde. Sie brummte die ganze Zeit noch herum und als sie sich beruhigt hatte, sagte sie: *„Ich werde das alles vermerken, dass das alles Ihre Entscheidung ist."* Ich antwortete trocken: *„Deswegen entlasse ich mich selbst."*

Ich möchte noch ein paar Hintergründe schildern. Ich wechselte nach Leipzig und war in bestimmten Abständen zur Untersuchung, mir wurde gesagt, werden die Werte besser, würden die Medikamente weniger werden. Die Werte wurden besser, doch keiner verringerte meine Dosis. Ich entschied mich dazu, es allein zu machen. Ich setzte meine Dosis runter und wartete auf die Blutwerte, wenn diese in Ordnung wären, würde ich es meiner Ärztin mitteilen. Sie war sehr geschockt, doch was sollte sie sagen, es war alles okay. Das tat ich bis zu der besagten Dosis, die ich dann absetzte, als ich erfuhr, dass ich schwanger war.

Bevor ich stationär aufgenommen wurde, hatte ich ein Gespräch mit meiner Nephrologin und der oben beschriebenen Rheumatologin. Ich wusste von ihr nichts, doch sie sprach. Nicht meine Ärztin teilte mir das weitere Vorgehen mit, sondern die Rheumatologin. Wieso? Meine Ärztin hatte so viel Angst, dass sie um keinen Preis die Verantwortung für mich übernehmen wollte, somit holte sie sich aus ihrer Sichtweise eine erfahrenere Ärztin dazu. Sie mag wirklich schon viel erlebt haben, doch denken wir wieder daran, dass jeder mit seinem Körper ein Individuum ist. Und ich brachte ihre Statistik und ihr Konzept völlig durcheinander.

Nachdem ich mich selbst entlassen hatte und zu einer Nachkontrolle ging, hatte ich einen anderen Arzt vor mir. Meine damalige Nephrologin hatte nicht mal den Mut mich persönlich abzugeben, genau so wenig hatte sie den Mut mich weiter zu unterstützen. Ich möchte die Menschen dort nicht verurteilen, jedoch merkte ich daran sehr gut, was hier vor sich ging. Dass wirklich alle so tief in ihren Ängsten und Zweifeln stecken, dass sie sich darin vergraben, das war mir zu diesem Zeitpunkt sehr neu gewesen. Als ich vor dem Arzt saß, entschied ich mich einen Brief an die Ärztin und an die Klinikleitung zu schreiben. Zum zweiten wechselte ich das Klinikum.

Damals schrieb ich (Namen der Ärzte und meiner Tochter habe ich aus rechtlichen Gründen geändert):

Sehr geehrte Damen und Herren,
sehr geehrter Prof. Dr. Schmidt,
sehr geehrte Dr. med. Müller,

ich war 2015 zur Behandlung in der Nephrologie bei Ihnen, Frau Dr. Müller,
hier ein Feedback von mir zu meiner Behandlungszeit in Ihrem Hause.

Nachdem im Juni 2014 im Uniklinikum Erlangen bei mir ein Lupus Nephritis und fortführend ein SLE[15] diagnostiziert und entsprechend medizinisch behandelt wurde, bin ich zur weiterführenden Behandlung in 2015 auf Empfehlung an das Uniklinikum Leipzig gegangen.
Ich war und bin sehr dankbar für die kompetente Betreuung durch die Ärzte in der Uniklinik Erlangen und auch in Ihrem Hause. Ohne die schnelle und kompetent erstellte Diagnose und weitere Behandlung wäre mein irdisches Dasein wohl bereits beendet.

---

[15] Systemischer Lupus Erythematodes.

Zudem teilten Sie mir anfangs mit, Frau Dr. Müller, dass ich voraussichtlich in zwei Jahren keine Medikamente mehr nehmen müsse. Dies hinge natürlich von meinem Allgemeinzustand und meinen Blutwerten ab. Diese Aussage beflügelte mich und ich war sehr glücklich über diese positiven Nachrichten und setzte alles daran meinen Heilungsprozess zu beschleunigen. Sie sagten mir auch immer, ich bin Ihr Sonnenschein und mein Allgemeinzustand mit der beste Ihrer Patienten.

Meine Blutwerte waren immer zu Ihrer Zufriedenheit und ich hoffte auf ein Zeichen Ihrerseits die Medikamente zu reduzieren. Dies geschah leider nicht. So ergriff ich mutig die Initiative und machte von mir aus Vorschläge zur Reduzierung der Medikamente, denn die Nebenwirkungen spürte ich sehr wohl und als junge Frau konnte das für mich keine Dauerlösung sein.

Ich konsultierte auch eine Heilpraktikerin und unterstützte somit meinen Körper mit Vitaminen und Mineralstoffen, sowie mit weiteren Vitalstoffen, die lt. Testung meinem Körper fehlten. Wie bekannt ist, sind synthetisch hergestellte Medikamente nicht nur ein Segen für den menschlichen Körper.

Nach meiner Chemotherapie im Dezember 2014 habe ich durch einen glücklichen Zufall mit Bioresonanz angefangen. Durch die Chemotherapie war ich nicht mehr in der Lage eine Strecke von 500m zurückzulegen und bereits für längere Strecken auf einen Rollstuhl angewiesen. Dank der Bioresonanztherapie konnte ich innerhalb von drei Wochen! wieder alles zu Fuß erlaufen und sogar ein wenig Sport treiben. Ich bin leidenschaftliche Floorballerin und spielte sogar vor Feststellung der Diagnose noch in der Nationalmannschaft bei der Weltmeisterschaft in Polen mit.

Diese wundervollen Erfahrungen hätte ich sehr gern mit Ihnen, Frau Dr. Müller, geteilt und Sie an meiner Freude teilhaben lassen. Fing ich jedoch mit diesem Thema an, hatte ich jeweils das Gefühl, Sie wollen dies nicht hören oder Sie hörten mir nicht zu. Darüber war ich sehr traurig. Sie gaben mir damit das Gefühl, ich sei naiv. Somit cancelte ich sehr schnell mein Vorhaben Ihnen dies mitzuteilen.

Ich hörte auf mein Bauchgefühl - die Intuition - und setzte mutig sukzessive in kleinen Schritten die Medikamente herunter, wartete die nächsten Blutwerte ab und habe Ihnen dann mitgeteilt, in welcher Dosis ich die Medikamente nehme und Sie hatten jeweils nichts dagegen einzuwenden. Die Blutwerte waren nach wie vor alle in Ordnung.

Dann wurde ich im März 2016 schwanger. Mein Medikamentenspiegel war zu dieser Zeit schon sehr gering.

Bis zu diesem Zeitpunkt war bewiesen, dass mein Körper weniger Medikamente benötigt, als die Statistiken vorgeben. Es war also richtig diesen Weg zu gehen. Ich weiß und wusste, dass durch eine Schwangerschaft der Lupus erneut ausbrechen kann und ich mich in keiner ungefährlichen Situation befand.

Ich hatte mich umgehend mit Ihnen in Verbindung gesetzt und erwartet, dass Sie im Sinne meiner UND der Gesundheit des ungeborenen Kindes entscheiden. Ich sollte das Medikament MMF[16] absetzen, dafür drei neue Medikamente zu mir nehmen.

Intuitiv wusste ich, dass diese Medikamente nicht richtig für mich sind. Ich war entsetzt über Ihre Entscheidung. Zudem stand definitiv in den Nebenwirkungen, dass diese Medikamente nicht in der Schwangerschaft einzunehmen sind.

Die Hinzuziehung der Rheumatologin Frau Dr. Trietze war dann für mich alles andere als positiv. Ich hatte das Gefühl, dass es ab sofort nicht um mich als Mensch mit meiner positiven Entwicklung in der Lupuserkrankung geht, sondern nur noch darum gelerntes Wissen anzuwenden, abseits meiner Erfahrungen und Bedürfnisse. Ich sah mich als Nummer im schulmedizinischen Kreislauf.

---

[16] Mycophenolat-Mofetil.

97

Ich stimmte noch einem dreitägigen Klinikaufenthalt zu, da ich nun bis ins Detail durchgecheckt werden sollte. Was für mich zu Beginn auch sinnvoll war.

Der Klinikaufenthalt war jedoch alles andere als sinnvoll für eine junge schwangere Frau.

Bei für mich bestimmten Untersuchungen durfte ich nichts essen (was natürlich richtig ist), jedoch kam ich statt 10:00 Uhr erst 12:00 Uhr dran. Ich hatte Hunger, war schwanger und dann irgendwie keinen Ansprechpartner zu haben, der mich als Mensch sieht, war schlimm. Ich fühlte mich schlecht.

Des Weiteren musste ich jedem Arzt und/oder jeder Schwester, bei der ich vorstellig war in Ihrem Hause, meine gesamte Krankheitsgeschichte erzählen, da keiner in der über mich vorliegenden Akte eine Information über mich hatte. Die neu angelegten Akten waren leer.

Sie wussten noch nicht mal, dass ich schwanger war.

Dem Neurologen sollte ich den gesamten Verlauf meines epileptischen Anfalls aus 2014(!) erzählen. Diese Informationen stehen alle in meiner Krankenakte.

Durch ein freundliches Gespräch mit der Schwester, die den Lungenfunktionstest durchführte, teilte ich ihr mit, dass ich schwanger bin und sie sagte daraufhin, dass der folgende Test damit auf gar keinen Fall durchgeführt werden kann - diesen Test darf man nicht bei Schwangeren machen!

Ich war entsetzt über die Gesamtsituation, traurig, dass Sie, Frau Dr. Müller, als meine für mich zuständige Ansprechpartnerin für mich nicht erreichbar waren und hatte nur noch den tiefen Wunsch die Klinik zu verlassen. Ich fühlte mich gestresst, verraten und nicht im Geringsten vertrauensvoll behandelt.

Weiterhin führte die Ärzteschaft ohne mich ein Gespräch mit meiner Mutti und legte ihr nahe, dass ich abtreiben sollte!!! Obwohl ich klar geäußert hatte, *dass eine Abtreibung für mich nicht in Betracht kommt. Meine Volljährigkeit wurde damit völlig untergraben.*

Ich besprach das mit meiner Familie und so äußerte ich den Wunsch bereits einen Tag früher entlassen zu werden.

Daraufhin forderte Frau Dr. Trietze noch ein Gespräch ein. Zugegen war auch meine Mutti.

Rechtlich korrekt hat Frau Dr. Trietze uns alle Risiken und Gefahren aufgezeigt. Das ist ihr Job. Es ist jedoch nicht ihr Job dies zehnmal zu tun, obwohl ich mehrmals betonte, dass ich die Klinik verlassen möchte und weinend vor ihr saß. Sie hat mich derart unter Druck gesetzt - sie hat mir und meinem Kind mehrmals den Tod herbeigeredet. Ihr Ton wurde immer energischer. Wiederholend sprach sie von Statistik, Statistik, Statistik!

Von einem freundlichen Arzt-Patienten-Gespräch konnte hier nicht im Geringsten die Rede sein. Dieses Gespräch war für mich und für meine Mutti eine Katastrophe und bestärkte mich nur noch mehr unbedingt Ihr Haus, Herr Prof. Dr. Schmidt, verlassen zu wollen.

Mit solch einer Art und Weise vermittelt man den Patienten nicht Vertrauen, sondern pure Angst. Meine Mutti hatte daraufhin mehrere Monate mit Angstattacken zu kämpfen!

Ich hatte, seitdem ich wusste, dass ich schwanger bin, nie mehr ein von Ihnen verordnetes Medikament genommen. Dies wollte ich Ihnen damals auch gern mitteilen, Frau Dr. Müller. Leider kam es dazu nicht. Diese Medikamente hätten mich und/oder mein Kind wahrscheinlich wirklich umgebracht.

Noch einmal war ich mehr als enttäuscht, als ich nach meiner Selbstentlassung aus Ihrer Klinik einen weiteren Termin bei Ihnen, Frau Dr. Müller, hatte und Sie mich kommentarlos an Ihren Kollegen abgegeben haben. Sie waren an diesem Tag auch in der Praxis. Wir hatten uns sogar gesehen. Ein Gespräch mit mir hielten Sie nicht mehr für nötig. Warum?

99

Ist es so verwerflich einen anderen als in der Statistik vorgeschriebenen Weg zu gehen? Den Weg, der vielleicht zu einem positiveren Ziel führt? In diesem Moment war ich nicht mehr Ihr Sonnenschein. Schade.

Für mich schien die Sonne weiter. Ich hatte danach eine sehr schöne Schwangerschaft und im Januar dieses Jahres eine gesunde Tochter auf die Welt gebracht.

Entbunden hatte ich in Magdeburg. Aus meinem Fehler, trotz entgegengesetzter Meinung nicht alle Tatsachen auf den Tisch zu bringen, habe ich gelernt.
In Magdeburg erzählte ich meinen Werdegang und die Nichteinnahme der verordneten Medikamente. Dies löste in der Tat keinen Jubelschrei bei den Ärzten aus. Auch hier wurde ich auf Risiken und Gefahren, aber angemessen, hingewiesen.
Mir wurde jedoch endlich zugehört! Und ein gemeinsamer Weg - natürlich unter ständiger Kontrolle - gefunden. Schließlich wollte ich NICHT meine und die Gesundheit meines Kindes aufs Spiel setzen.

Weiterhin haben mir, wie schon oben erwähnt, die alternativen Behandlungsmethoden sehr geholfen, u. a. auch die Bioresonanztherapie. Ich kann die positive Wirkung dieser Therapieform nur immer wieder gern wiederholen.
Heilung geschieht durch die Harmonie von Körper, Geist und Seele. Auch Letzteres habe ich unter die Lupe genommen und den Grund meiner Erkrankung erfahren und konnte dadurch Heilung geschehen lassen.
Mein Sonnenschein ist ein gesundes kleines Mädchen. Sie lebt und ist gesund, weil ich auf mein Bauchgefühl gehört und abgelehnt habe, was schädlich ist, jedoch angenommen, was positiv ist - jenseits aller Statistiken - sowie einen Arzt hatte, der mir vertraut hat. Was nicht heißt, dass wir einer Meinung waren und sind.

100

Ich nehme nach wie vor keine Medikamente, achte auf meinen Körper, habe meine Ernährung umgestellt und arbeite an meinem Seelenheil.

Ich möchte Ihnen hiermit ans Herz legen, schauen Sie einmal weniger auf Statistiken, hören Sie ihren Patienten zu, nehmen Sie ihre Patienten als Menschen mit Gefühlen wahr. Achten Sie jeden Menschen, auch wenn er noch so naiv erscheint. Schauen Sie neben der Schulmedizin auch zu alternativen Möglichkeiten. Ein Arzt ist ursächlich für die Heilung seiner ihm anvertrauten Patienten da - eine große Verantwortung. Diese besteht jedoch nicht darin, ausschließlich synthetisch hergestellte, mit enormen Nebenwirkungen behaftete Medikamente, zu verschreiben, die dann durch die Nebenwirkungen wieder andere Medikationen nach sich ziehen - ein teuflischer Kreislauf. In diesem Zusammenhang tauchen m. E. wichtige Fragen auf.

Wer organisiert, finanziert und führt Studien, Aus- und Fortbildungen für die Ärzte, Krankenschwestern und Krankenpfleger durch?

Wer hat einen Nutzen, vor allem in finanzieller Hinsicht, von der mittlerweile enormen Medikamentenflut?

Werden die Ärzte vielleicht unbewusst zu einem Werkzeug bestimmter Wirtschaftszweige?

Die Schulmedizin ist unbestritten genauso wichtig wie jedoch auch die Alternativmedizin. Viele Wege führen nach Rom. Angstmacherei ist sicher nicht der richtige Schritt zur Heilung.

Den Patienten das Gefühl zu geben, ohne Medikamente seien sie hoffnungslos verloren... Wer setzt derartige Aussagen in die Welt? Mit welchem Nutzen?

Diese Fragen haben nichts mit Ihnen persönlich zu tun, sondern sind allgemeiner Natur.

Die Ärzte genießen das Vertrauen der Patienten. Noch! Viele Stimmen sprechen mittlerweile dagegen. Einige Ärzte wenden sich bereits von der reinen Schulmedizin ab. Warum?

Ich wünsche mir, dass die Ärzte ihren Status nutzen, um wirklich den Menschen zu dienen - sie zu HEILEN!

Ein Beweis für andere Wege bin ich. Ich bin stolz darauf diesen Weg gegangen zu sein.

Ich bitte Sie aus tiefstem Herzen, denken Sie um und lassen Sie Heilung geschehen in allen drei Aspekten:

Körper - Geist - Seele.

Akzeptieren Sie die Individualität jedes einzelnen Menschen. Jeder Mensch ist einzigartig und jeder Mensch braucht andere, individuelle Wege zur Genesung und Heilung.

Nur im gemeinsamen Gespräch mit den Patienten zur Lösungsfindung kann der richtige Weg herausgefunden werden. Denn jeder Mensch und somit jeder Ihrer Patienten weiß intuitiv für sich allein, was richtig für ihn ist. Leider haben diese Gabe viele Menschen verloren. Jedoch kann sich jeder Mensch an diese Gabe wieder erinnern.

Und Ihre Aufgabe darf es ein, den Menschen darin zu ermutigen.

Ich danke Ihnen.

Mit freundlichen Grüßen

Lia Garm

Kapitel 17
Gefühle ausdrücken

Das waren meine Worte damals, heute würde ich vielleicht keine Energie an diesen Menschen verschwenden, da er sich nur selbst befreien kann. Jedoch war das für mich wichtig, um mit diesem Kapitel abzuschließen.

Dazu passend möchte ich noch ein Beispiel nennen, was mir gezeigt hat, dass es guttut, seine Gefühle in Liebe in einem Brief zu verpacken, um damit abschließen zu können. Entweder die betroffene Person bekommt ihn oder nicht. Doch jeder selbst kann dadurch mit dem Kapitel abschließen.

Ich wurde in der Grundschule zusätzlich zu meinem geringen Selbstwertgefühl gemobbt. Es fing in der zweiten Klasse an und ging bis zur vierten Klasse. Ich weiß nicht genau, was ich ausgestrahlt habe, doch das sollte ein Teil in meinem Leben sein, in dem ich das Opfer war und mein Gegenüber der Täter. Noch heute kenne ich den Jungen von damals und wir sprechen wieder, wenn wir uns sehen. Er verlor seinen Vater in dieser Zeit und kam damit nicht klar. Das rechtfertigt nicht sein Handeln, doch mir hat es geholfen zu verstehen, warum ich sein Opfer war. Ich zeigte ihm vieles, was er zu diesem Zeitpunkt nicht hatte und er machte mich „verantwortlich" für sein Gefühlsempfinden. Doch das Problem, mit dem ich zu kämpfen hatte, bestand nicht in dem Jungen, für ihn hatte ich sehr früh Mitgefühl entwickelt. Es war die Lehrerin, eine gefühllose, mit Dogmen überzogene, ignorante Frau. Sie strahlt es teils heute noch aus, doch ich kann sie mittlerweile in Liebe annehmen, denn auch sie hat wie der Junge Gründe, warum sie so handelte. Sie war unsere Klassenlehrerin, doch ich wurde von ihr sehr früh in eine

Schublade getan, was mir das Schulleben nicht einfacher machte. Dazu wurde ich, wie schon gesagt, gemobbt und hatte den Sinn des Ganzen nicht verstanden. Sie merkte das, sie sah drei Jahre lang dabei zu, wie der Junge mit mir umging und tat nichts. Ich erzählte es anfangs zu Hause auch nicht, weinte abends stundenlang in mein Kissen. Irgendwann kam meine Mama dahinter und Anfang der vierten Klasse begann ich zu erzählen.

Zwei Jahre hatte ich alles in mich hineingefressen, alles über mich ergehen lassen und gehofft, alles würde vorbeigehen. War der Junge nicht da, spielten die anderen Jungs mit mir und wir hatten viel Spaß, doch war er da, hatte er so viel Kraft, um alle in seinen Bann zu ziehen. Als das rauskam, leugnete die Lehrerin immer noch alles, sie hätte nichts gesehen, es war alles harmonisch und viele weitere Phrasen. Als die Mama des Jungen dazukam, in den Morgenkreis, wo es angesprochen wurde, lief unsere Lehrerin sofort wieder raus. Ich erinnere mich, als wäre es gestern gewesen. Wir saßen alle im Kreis und unsere Eltern waren dabei. Wir sollten erzählen, wie wir uns fühlen, meine Mama machte mir Mut und ich begann zu erzählen. Erst wurde vieles geleugnet, doch dann fingen immer mehr Kinder an zu bestätigen: *„Ja, sie hat Recht, er tut ihr weh, mit seinen Zeichen und seinen Sprüchen."* (Er hatte sich eine Handbewegung ausgedacht, um mir nicht zu nahe kommen zu müssen.) Die Kinder sprachen, sie sagten auch, dass ich anfangs ebenfalls nicht so nett war, doch es nie überstrapazierte. Er hatte es jedoch immer weitergetrieben. Unsere damalige Lehrerin sagte weiterhin nichts. Die Mama des Jungen fragte ihn jetzt direkt, ob das alles stimme, er nickte, sie lief raus. Ich war verwundert. Meine Mama lief hinterher und nahm sie in den Arm, ob sie davon nichts wusste, sie sagte: „Nein." Hätte sie etwas gewusst, hätte sie schon lange etwas unternommen, sie war am Boden. Ich ging ebenso zu ihr raus und sie entschuldigte sich bei mir. Ich fragte sie noch mal: *„Wussten Sie davon wirklich nichts?"* Sie: *„Nein."* Ich glaubte ihr, ich spürte ihre Scham, ihre Traurigkeit und Wut darüber, dass sie als einzige nichts davon wusste. Und ab diesem Punkt änderte sich alles in Bezug auf diese Familie.

Der Junge erzählte über den Tod seines Vaters, sie arbeiteten gemeinsam als Familie daran und gaben ihm mehr Aufmerksamkeit, die er brauchte. Doch eine hatte nichts daraus gelernt. Unsere Grundschullehrerin. Sie triezte mich weiter und ich bekam immer mehr das Gefühl, dass nicht der Junge mich mobbte, sondern sie. Sie konnte mich halt einfach nicht leiden, aus welchen Gründen auch immer. Ich habe sie gehasst. Bis zum Abitur hatte ich damit zu tun. Wegen ihr wäre ich auch fast nicht auf das Gymnasium gekommen, weil sie noch eine andere Berechnungsmethode für die Noten benutze. Ob sie das mit Absicht tat oder nicht, ist egal, sie hatte auf jeden Fall nicht den Drang, dass ich es auf das Gymnasium schaffe. Durch unsere Schuldirektorin wurde das noch mal überarbeitet und ich bekam meine Zwei in Mathe und konnte somit auf das Gymnasium. Ich ärgerte mich oft über sie und dann, als ich mein Abitur hatte, wollte ich ihr einen Brief schreiben. Ich glaube, sie war einer der Gründe, die mich mit antrieben mein Abitur zu machen, ob ich es brauchte oder nicht, doch ich wollte es ihr zeigen. So gesehen kann ich ihr also danken, sie motivierte mich unbewusst.

Den Brief habe ich nicht mehr, doch es waren mein Abitur-Zeugnis enthalten und Worte wie: *„Das, was Sie damals durchgezogen haben, ist für Kinder in dem Alter ein Tabu. Damit können sie nicht umgehen, zudem sollen Sie doch bitte Kindern durch Ihr Schubladendenken nicht ihre Zukunft verbauen, nur weil Sie der Meinung sind, dass sie nicht das Potenzial dazu haben. Lassen Sie die Kinder ihren Weg gehen, zur Not können Sie später immer noch sagen: ‚Hab‘ ich es doch gesagt!'"*

Das Ganze war auf einer A4 Doppelseite beschrieben, die ich ihr dann in ihren Briefkasten legte. Ich habe keine Reaktion bekommen, von daher weiß ich nicht, ob sie ihn gelesen oder eventuell sogar darüber nachgedacht hat. Doch was zählt ist, dass es mir besser geht. Ich konnte durch den Brief die Frau loslassen und mich ganz meinem weiteren Weg widmen. Ja, ich kann ihr sogar dafür danken. Sie hat mir viel Leid und Schmerz zugefügt, doch es hat mich stärker und selbstbewusster gemacht. Sie hat mit ihrem Sein genau das erreicht, was sie nie dachte, dass ich so werden würde.

Genau so war es mit den Ärzten. Mit ihrem Druck und mit dieser Angst haben sie mir gezeigt, wie ich zum einen nicht werden möchte, und zum anderen, dass mein Bauchgefühl das Gefühl ist, auf welches ich immer zählen kann. Auch wenn es oft Mut erfordert, danach geht es mir besser und ich fühle mich leicht, weil ich es geschafft habe. Zudem bin ich, ganz allein ich, stolz auf mich. All die Menschen, die mir Leid, Schmerz und Hass zugefügt haben, haben mich zu dem gemacht, was ich jetzt bin. Sie haben mir so viel Schwäche gezeigt, dass ich jetzt Stärke erfahren kann, denn ich weiß sie jetzt zu schätzen.

Das ist das, was ich dir mit diesem Satz sagen wollte: *„Denk immer daran, Gott hat dir nur Engel geschickt.“* [17] Jeder, der dir begegnet, hat dir etwas mitzuteilen. Genauso, wie es für dich und deinen Weg richtig ist.

---

[17] „Die kleine Seele und die Erde“ von Neale Donald Walsch.

Kapitel 18
Zwei verschiedene Welten über das Babyglück

Ich war also schwanger. Ich wusste, es würde sich noch viel mehr ändern, als mal eben nur die Ausbildung auf Eis zu legen. Zunächst sollte der Vater wissen, dass er Vater wird. In den Filmen läuft das romantisch ab und alle freuen sich und können ihre Gefühle gar nicht sammeln. Nun ja, so war es bei mir nicht ganz. Ich war immer noch in einem Gefühlschaos, hatte jetzt die Medikamente abgesetzt und er kam mich besuchen. Ich versuchte was Leckeres zu kochen, Nudeln mit Tomatensoße, für mehr hatte ich wirklich nicht den Kopf frei. Ich holte ihn vom Bahnhof ab und sagte: *„Bitteschön, bis wir zu Hause sind, kannst du darüber nachdenken und dann reden wir."* Ja okay, die Gefühlsebene blieb da wohl aus. Wir saßen schweigend am Tisch und es redete keiner von uns beiden. Irgendwann, abends im Bett, sprachen wir mühsam darüber. Da er wusste, dass ich es behalte, blieb ihm zum einen nichts anderes übrig als das zu akzeptieren, zum anderen kam auch für ihn keine Abtreibung in Frage. Dafür hatten wir uns beide zu sehr ein Kind in diesem Leben gewünscht, ja wir waren jung, doch Kinder waren immer ein Thema. Das schien stärker zu sein als uns bewusst war. Also bekamen wir unser Kind.

Wir teilten einen starken gemeinsamen Gedanken und dieser wurde in die Tat umgesetzt. Es gab nur einen großen Unterschied. Ich war jetzt Mama, die Hormone taten ihr übriges, doch wie konnte so ein junger Mann tiefe Vatergefühle entwickeln, wenn er noch viele andere Ziele hatte? Er hatte sie und hat sie heute noch, doch anhand seines Leben und seiner

Handlungen zeigt er, dass er erst noch andere Dinge erledigen muss, bis er ganz der Vater für seine Tochter sein kann, der er sein will. Wir hatten zunächst weiter unsere Fernbeziehung und sind dann Ende 2016 zusammengezogen.

Und ab da fing alles an. Wir wollten eigentlich in eine Zweiraumwohnung, gemütlich, klein und keine große Geldverschwendung. Auf einmal, nur weil ein Baby im Bauch war, sollte es eine Dreiraumwohnung sein. Wie dämlich eigentlich! Erstens war das Kind noch nicht mal da. Zweitens spielt das Kind locker bis zum dritten Lebensjahr in der Stube. Drittens schläft es im Schlafzimmer. Alles Gründe einfach unserem vorherigen Plan zu folgen. Nein, wir nahmen eine Dreiraumwohnung, weil man das so macht und das Kind braucht ein eigenes Zimmer. Das ist Schwachsinn. Als Gegenbeispiel, lebe ich jetzt mit meiner Tochter zusammen in einer 31 Quadratmeter großen Wohnung, und selbst da suchen wir uns manchmal. Unsere Dreiraumwohnung von 85 Quadratmetern hatte also zwei Abstellräume. Wir richteten das Zimmer nicht mal richtig ein, weil wir spürten, dass es sinnlos war. Mein Bauch wuchs, mein damaliger Freund bekam immer weniger Bezug dazu. Er konnte damit nichts anfangen, währenddessen ich das immer bewusster erlebte. Ich informierte mich und plante und er hoffte darauf, seinem Sport trotzdem noch nachgehen zu können. Er hatte sich ebenso wenig mit meiner Erkrankung auseinandergesetzt, weswegen wir uns schon während der Schwangerschaft in zwei verschiedene Richtungen entwickelten.

Ich war zu Hause, weil ich mich krankschreiben ließ und dann in den Mutterschutz ging. Meine Ausbildung hatte ich erst mal unterbrochen. Er fing in seinem neuen Job an und war darin sehr vertieft. Wir sahen uns abends, doch was wir wollten und dachten, kam nie zur Sprache. Ich wurde zum Schluss immer schwächer und merkte, dass mein Körper es schaffen würde, jedoch mit all seinen letzten Kräften, die ihm zur Verfügung standen. Je schwächer ich mich fühlte, desto mehr war mein Partner überfordert. Ich suchte Zuflucht bei meinen Eltern. Er wird deswegen nicht verurteilt, denn das war das Bestmögliche, was er damals für sich selbst tun konnte. Ich fing auch an mehr und mehr mit Energien zu arbeiten, anfangs fand er es gut, schließlich wurde ihm so ebenfalls geholfen. Auch er ist ein ganz feinfühliger und spiritueller Mensch, doch meine Beschleunigung der Entwicklung passte nicht mit seiner überein. Die letzten sechs Wochen vor der Entbindung war ich in der Magdeburger Wohnung meiner Mama. Sie hatte dort eine Zweitwohnung und ich musste regelmäßig in die Frauen- und Uni-Klinik zu Kontrolluntersuchungen. Dadurch konnte ich die Wohnung mit nutzen, wodurch mir einige Fahrten erspart geblieben sind. Meine Tochter machte keine Probleme, die einzige, der etwas hätte passieren können, war ich. Wir verbrachten Weihnachten zu fünft in der Einraumwohnung meiner Mama. Das war wirklich schön. Wir übten uns alle in Akzeptanz und Respekt. Wir waren voller Vorfreude und haben diese Weihnachtszeit wirklich intensiv genutzt. Dann kam der eigentliche Entbindungstermin.

Ich hatte wieder eine egoistische Ärztin erwischt, die mein Kind wahrscheinlich noch auf ihre Geburtenliste vor ihrem Urlaub haben wollte. Das begriff ich zunächst nicht und stimmte einer Einleitung zu, obwohl alle Anzeichen dagegen sprachen. Genau so verlief die Einleitung auch, unnatürlich, schmerzhaft und ohne Ergebnisse. Außer, dass es mich unheimlich viel Kraft gekostet hatte. Ich sollte dann eine Woche bis zur nächsten Einleitung dableiben, doch ich entließ mich selbst. Erstens waren es nur 15 Minuten zu Fuß und zweitens gab es null Anzeichen, dass es demnächst losgehen würde. Eine Woche später hatte ich einen Blasensprung. Na gut, wollen wir ihn nicht so nennen, ich hatte seit Tagen Fruchtwasser verloren und an dem Tag kam etwas mehr heraus, weswegen ich mich untersuchen ließ.

Da ich Fruchtwasser verlor, eine Woche drüber war und keine Anzeichen von Wehen hatte, bekam ich die zweite Einleitung. Ich hatte dann einen Hauch von Wehen, doch jede Mutter, die natürlich entbunden wurde, wird jetzt lachen. Ich kann deutlich sagen, ich weiß nicht, wie es sich anfühlt, Wehen zu haben. Deswegen kann ich darüber auch recht wenig sagen. Mein Muttermund hatte sich in diesen sechs Stunden um einen Zentimeter geöffnet. Die Untersuchung, die dann durchgeführt wurde, prägte mich ebenso. Ich war kaputt, erschöpft und wollte wie jeder andere, dass endlich alles vorbei ist. Die Ärztin sagte: *„Jetzt seien Sie locker, sonst kann ich nicht arbeiten."* Entschuldigen Sie mal, Ihre Arbeit hat mit Menschen zu tun und da unten ist alles wund von den vielen Einleitungen, Zäpfchen und so weiter. Die Durchführung war so unsanft, dass diese Frau nicht noch mal zu mir durfte und ich keine Muttermundkontrolle mehr durchführen ließ. Mein damaliger Freund war am Ende und wäre schon dabei fast zusammengebrochen. Das war der Grund, warum auch kurz danach wieder mein Vater an meiner Seite war.

Auch ich fühlte mich gleich sicherer. Ja, mein Vater war bei seiner Tochter dabei, so sehr mein seelisches Thema mit ihm noch nicht aufgearbeitet war. Doch in diesem Moment hätte ich mir keinen Besseren vorstellen können. Am Abend brauchten wir jedoch noch eine Untersuchung, um zu entscheiden, was passiert. Dies führte aber eine sehr erfahrene Hebamme durch, die das ganz langsam und gefühlvoll anging, denn sie wusste, macht sie was falsch, kommt wirklich keiner mehr ran. Das Ergebnis war, dass ich für den Kaiserschnitt fertig gemacht wurde. Das ging alles ratzfatz und kurz vor neun Uhr abends hatte ich meine

Kleine in den Armen. Ich war aufgedunsen von all dem Gift und nicht bei allen Sinnen, jedoch einfach nur glücklich. Hier fingen die Erfahrungen meiner Tochter an und meine wurden noch intensiver.

Kapitel 19
Bewusste Verantwortung

Meine Tochter kam nicht natürlich zur Welt, hatte zwei Einleitungen und einen Kaiserschnitt hinter sich und die nächsten zwei Nächte war sie nicht bei mir. In der Nacht der Geburt war sie auf der Wochenstation, und ich auf Grund meiner Nieren auf der Wachstation. Am nächsten Tag brachte mir meine Mama mein Kind, ohne viel darüber kommuniziert zu haben. Natürlich bemerkten das die Schwestern und fingen an zu meckern. Meine Mama sagte: *„Das ist die Mutter des Kindes, es muss angelegt werden, wenn sie stillen möchte und sie hat ein Recht ihr Kind zu sehen."* Ein Hauch von Gefühlen kam bei der Schwester durch und sie akzeptierte das. Wie kam meine Mama an das Kind? Ja, sie ging zur Wochenstation, bat um meine Tochter und ging damit los. Ja wow! Es fragte keiner nach einem Ausweis oder dergleichen. Sie wurde einfach mitgegeben. Für die Sicherheit sehr miserabel, für mich gut, sonst hätte ich mein Kind vielleicht nicht gesehen.

An diesem Tag kam ich auch auf die Wochenstation, doch ich war wirklich sehr schwach und gab sie schlechten Gewissens noch mal eine Nacht rüber zu den Schwestern. Tagsüber war immer alles okay, doch nachts kamen meine Ängste, es war die erste Nacht allein mit meiner Tochter. Ja, ich formuliere das schlimm, doch das war es in diesem Moment für mich auch. Ich fühlte mich nicht bereit. Ich holte eine kleine Flasche, da ich noch keinen Milcheinschuss und sie wirklich Hunger hatte. Ich konnte einfach nicht neben ihr schlafen. Ich fand keine Ruhe und sagte den Schwestern: „Können Sie bitte die Kleine nehmen, und wenn sie aufwacht bringen Sie sie mir." Nein, das wurde abgelehnt. Ich solle damit klarkommen, zu

Hause sei auch keiner. Ja, da haben sie recht, doch es gibt einen Unterschied. Ich war fünf Nächte in dem Krankenhaus und es war die dritte, ich hatte also noch zwei Nächte Zeit. Zudem litt ich an Babyblues und war fix und fertig. Da ich keinen anderen Ausweg sah, rief ich meine Mama nachts um zwei Uhr an. Sie sagte unten, sie würde ihre Tochter vom CTG abholen und kam ohne Probleme zu mir.

Am nächsten Morgen fanden es die Schwestern komisch, regten sich sogar auf, doch eine sah es ein, dass es für diesen Abend das Beste für mich war. Es gibt Familienzimmer, da sind die Mamas auch nicht allein. Die vierte Nacht blieb mein damaliger Freund da und so gewöhnte er sich auch an das neue Familienmitglied. Ich hatte vor der Abreise meinen Milcheinschuss in einem sehr prachtvollen Ausmaß, darüber war ich unendlich glücklich. Denn das war etwas, was ich mir von Herzen gewünscht hatte. Eine stillende Mama zu sein, so lange wie es möglich ist. Ab diesem Moment vergaß ich meine Erkrankung, meinen Körper. Der Nachteil, ich vernachlässigte ihn so sehr, dass ich ein Jahr später noch mal daran erinnert werden sollte.

Kapitel 20
Stillen

Ich möchte das Thema „Stillen" einmal näher betrachten. Stillen ist eines der natürlichsten Arten, die uns Frauen gegeben wurde, um unser Neugeborenes unabhängig von Nahrungsmangel oder Ähnlichem zu ernähren. Es ist einfach und praktisch und doch wird es mittlerweile sehr in den „Dreck" gezogen, wieso? Die Gier nach Macht und Geld ist die Antwort. Würden alle Mütter stillen, würde ein sehr großer Industriezweig wegbrechen. Die Kinder hätten ein hervorragendes Immunsystem und würden später umso weniger die Pharmaindustrie in Anspruch nehmen. Wieder würde ein großer Industriezweig wegfallen.

Dass manche Frauen nicht stillen können, ist ein anderes Thema. Denn diese Frauen haben oftmals ein tiefliegendes Thema, welches sie daran hindert, ihrer Weiblichkeit freien Lauf zu lassen. Ängste oder Beklemmungen spielen dabei oft eine große Rolle. Es ist ihnen nicht mal übel zu nehmen, wenn sie unter all diesem Druck selbst nicht mehr wissen, was sie wollen und so sehr manipuliert werden, dass sie keine Kraft haben, ihre Wünsche und Ansichten zu vertreten. Heute wird als ein Grund aufgeführt, die Männer sollten doch eine Bindung zum Kind aufbauen, deswegen sollte auch mal die Flasche gegeben werden. Nein. Das kann ich eindeutig verneinen, der Vater hat im ersten, eigentlich in den ersten drei Lebensjahren aus meiner Sicht die Aufgabe, die Familie zu schützen und seine Frau zu umsorgen. Die Frau kümmert sich um das Wohl des Kindes und damit sie sich nicht selbst aufgibt, gibt der Mann ihr eine stützende Hand. Sei es beim Wickeln, beim Tragen des Kindes oder im Haushalt. Bindung kann der Mann auch aufbauen durch

Energieübertragung. Stärkt er seine Frau, spürt es ebenso das Kind, dass diese Person eine warmherzige und liebevolle Person ist, denn sie unterstützt die Frau, die ihm Nahrung gibt. Nach dem Prinzip, wer Mama glücklich macht, der kann nur gut sein. Die Bindung zwischen Vater und Kind läuft indirekt und sehr intensiv ab. Ein Vater braucht keine Angst zu haben, dass das Kind ihn nicht lieben wird. Doch üben der Vater und/oder die Mutter Druck aus, geht der ganze natürliche Prozess nach hinten los. Das Kind kann wieder einmal Gefühle und Handlungen nicht auf einen Nenner bringen, und es fängt an verwirrt zu sein.

Die Frauen, die nicht stillen können, sollten es annehmen und in Liebe loslassen. Schaut, was ihr eurem Kind stattdessen geben könnt, um ihm die Muttermilch bestmöglich zu ersetzen. Auch hier könnt ihr alleine dem Kind die Flasche geben und euch genau so verhalten wie eine Stillende. Lasst den Druck weg und euer Kind wird spüren, dass ihr das aus Liebe tut, weil das das Bestmögliche ist, was ihr in diesem Moment bieten könnt. Nichtsdestotrotz, darf euch euer Mann umsorgen und ganz für euch da sein. An die Frauen, die sich dagegen „wehren" zu stillen, habe ich die Bitte zu schauen, wieso, was hindert dich daran eine Frau zu sein, die ihr Neugeborenes versorgt. Stören dich die auslaufenden Brüste, die großen schweren Brüste, das unkontrollierte Anlegen des Kindes, Unwohlsein gegenüber eurem Mann oder der Gesellschaft, findest du dich dann hässlich oder ekelst du dich vielleicht ein Kind an deine Brust zu lassen? Dann kann ich dir nur raten, schau zu dir selbst. Was hast du erlebt, was hast du mitbekommen, dass du deinem Kind diese Natürlichkeit verwehrst. Wieso fühlst du dich z. B. hässlich? Eine stillende Mama hat eine der schönsten natürlichen Ausstrahlungen, die uns Frauen gegeben wird. Wir strahlen Demut, Liebe, Fürsorglichkeit und vieles mehr aus. Ein Mann liebt seine Frau auch mit Streifen, spannenden Brüsten und müden Augen, denn er weiß es zu schätzen, was seine Frau für ihr Kind tut. Weiß er das nicht, dann habt den Mut dazu zu stehen und sagt ihm, wie ihr euch fühlt, wenn er es nicht achtet.

Falls es an den anderen Gründen liegt, schaut hin, ob ihr gestillt wurdet, wie ihr zur Welt gekommen seid und welche Emotionen euch als erstes übermittelt wurden. Erkennt es und versucht die Angst und Zurückhaltung eurer Mütter nicht zu wiederholen. Dankt ihnen, dass sie euch dieses Thema zeigen, damit ihr lernen könnt es wieder zu schätzen, was es bedeutet sein Kind aus eigener Kraft und Liebe zu ernähren. Schaut zu eurer Weiblichkeit und wieso ihr sie doch noch so verachtet, obwohl ihr euch für ein Kind entschieden habt. Nur weil ihr nicht stillt, seid ihr nicht hübscher oder integrierter im System, das einzige was ihr dann seid, ist manipuliert. Ihr habt euch vom Außen und von euch selbst innen so weit manipulieren lassen, dass ihr den Sinn nicht mehr erkennt und Oma oder Opa dürfen jetzt Flasche geben. Das ist jedoch nicht ihre Aufgabe, wenn das Kind selbstständiger wird, können sie gerne mit ihm spielen, doch bis dahin gehört das Kind zu Mama und Papa und es wird von ihnen umsorgt. Der Mann umsorgt die Frau und die Familie unterstützt den Mann. Oma und Opa hatten ihre Zeit dieser Momente schon. Sie haben jetzt eine andere Rolle eingenommen und sollten nicht in der Vergangenheit schwelgen und ihre Fehler am Enkel ausbügeln. Nein, sie sollten ihre Fehler annehmen und in Liebe loslassen und ihren Kindern den Rat geben es anders zu machen, als sie selbst. Was davon umgesetzt wird oder nicht, ist egal, doch sie können Frieden mit sich selbst finden.

Überlegt es euch wirklich gut, ob ihr auf Grund eurer Ängste und Mutlosigkeit eurem Kind die Momente, welche zu den schönsten zwischen Mutter und Kind gehören, verwehren wollt. Denkt daran, dass das Kind sich noch nicht äußern kann, doch es wäre stolz auf euch und es dankt euch unendlich, wenn ihr es fürs Kind versucht.

Den wissenschaftlichen Aspekt der Muttermilch möchte ich nur kurz anreißen. Ihr wisst einfach alle, ob unbewusst oder bewusst, dass jede Mutter die bestmögliche individuelle Zusammensetzung der Nährstoffe für ihr Kind hat. Unabhängig ob Vegetarier, Veganer oder Vollkostesser. Jede Mutter setzt automatisch die beste Variante für ihr Neugeborenes zusammen. Diese sieht jeden Tag anders aus. Genau aus diesen Gründen können künstlich hergestellte Milchpulver nie optimal sein, denn erstens haben sie jeden Tag die gleiche Zusammensetzung und zweitens beinhalten sie nicht die Eigenstoffe der Mutter. Also bitte, lasst alle Werbung hinter euch und versucht aus Liebe zu stillen. Für nicht stillende Mütter möchte ich empfehlen, Fertig-Ziegenmilch zu nehmen. Die Molekülzusammensetzung der Fertig-Ziegenmilch ist wesentlich verdaulicher als die der Fertig-Kuhmilch. Erkundigt euch genau über die Zusammensetzung[18] und schaut dabei nicht auf den Preis.

An alle Mamas: Ihr seid wundervolle und liebevolle Wesen. Legt eure Fassade ab und steht zu euch und eurem Sein. Ihr habt die Gabe, kleine lichtvolle Wesen zu gebären, die ganz von euch umsorgt werden wollen. Eure Bedürfnisse kommen nicht zu kurz, doch die ersten Lebensjahre kommen nicht wieder und sie werden auch nicht mit einem zweiten Kind zurückkehren. Denn jedes Kind hat individuelle Jahre, die es wert sind zu begleiten und zu unterstützen. Du bist eine Mama, steh dazu und lebe sie.

---

[18] https://de.girlsuggs.com/breast-milk-composition;
https://www.paradisi.de/baby/babynahrung/

Kapitel 21
Von Einsamkeit über Sturheit zum Auseinanderleben

Ich war also jetzt mit meiner neugeborenen Tochter zu Hause. Die erste Woche danach blieb ihr Vater mit zu Hause und die Woche darauf unterstützte mich meine Mama noch mal. Somit hatte ich die ersten drei Lebenswochen meiner Kleinen immer jemanden da. Für mich war das damals sehr wichtig, denn ich hatte wirklich Angst. Jedoch nicht, dass meinem Kind etwas passiert, sondern mir. Sie strahlte so viel Urvertrauen aus und war so ruhig, dass ich mir da keine Sorgen machte.

Ich gehörte auch zu den Müttern, die sich nicht wirklich vorher über Kinderpflege informiert hatten, also hätten wir keine Windeln geschenkt bekommen, hätten wir auch keine zu Hause gehabt. Meine Tochter hat mir alles beigebracht. Sie zeigte mir, dass eine Mama anfangs, auch nachts, alle zwei bis drei Stunden die Windeln wechseln muss, wann sie Durst hatte oder Liebe braucht, damit sie gut schlafen konnte. Ich brauchte das auch nirgends zu lesen, denn mein kleines Individuum lehrte mich ganz persönlich die wichtigsten Dinge. Zudem hatte ich immerhin eine Hebamme, die mir zeigte, wie ich sie im Badeeimer waschen sollte und ob mit dem Nabel alles okay ist. Doch mehr sagte sie auch nicht, sie spürte anscheinend, dass das alles schon seinen Lauf nehmen wird. Also die Sicherheit, die ich wieder ausstrahlte, spürte ich jedoch in mir noch nicht so. Das habe ich auch irgendwann verstanden, ich hatte mir einen ziemlich guten Schutz aufgebaut. Nach außen hatte ich wirklich eine schöne Ausstrahlung, nämlich die, die auch wirklich in mir schlummerte, was ich jedoch erst später ergründet habe.

Dann war ich tagsüber wirklich mit meiner Tochter alleine. Ich wusste anfangs nicht wirklich, was ich machen sollte, also schlief ich mit. Ich hatte nicht das Bedürfnis mit ihr durch die Gegend zu watscheln, jedoch nahm ich mir jeden Tag einen ausgiebigen Spaziergang vor. Dann kam der Rückbildungskurs dazu und ich lernte die anderen Kinder kennen, doch ich spürte ziemlich früh, dass ich da nicht reinpasste. Ich wollte mich nicht die ganze Zeit über Nuckel und volle Windeln unterhalten, zudem fuhr ich sehr intensiv auf der Öko-Schiene und hatte sowieso andere Ansichten. Ich hatte jedoch keine Kraft mich dementsprechend jedes Mal zu rechtfertigen, also habe ich mich mit allen zwei- bis dreimal getroffen und dann mein eigenes Ding angefangen. Dadurch geriet ich in meine eigene Einsamkeit, die ich auf meinen Partner übertrug.

Ich wurde zickig, wenn er spät von der Arbeit kam, ich rief ihn so oft an, bis er genervt war und dann trotzdem später kam. Ich wurde zu einer Furie. Ja, so kann man das bezeichnen. Ich ließ all meinen eigenen Frust - über mich - an ihm aus. Meine Mama sagte ab und zu: „Du bist jetzt schon sehr forsch und bestimmend." Doch ich ließ nichts an mich ran. Ich hatte meinen Plan im Kopf und den wollte ich auch umsetzten. Nicht nur, weil ich eine Furie war, sondern auch weil unsere Interessen und unsere Findung über unsere neuen Rollen völlig verschieden waren, fingen wir an uns in diesen jungen Jahren auseinanderzuleben. Wir machten vieles nur noch, weil es der andere wollte und irgendwo ein Kompromiss entstehen musste. Wir unternahmen eigentlich nichts mehr wirklich zusammen, denn bei uns gab es nicht dieses Natürliche: Die Frau kümmert sich um das Kind und der Mann um die Frau.

Bei uns war es so, dass der Mann seine Arbeit als derart wichtig ansah, dass die Frau sich um alles kümmerte und abends dann noch langweiliges Fernsehen mit angucken sollte. Er betrachtete dies als seine gemeinsame Abendgestaltung. Ich halte jedoch nichts vom Fernseher. Ja, als Teenie habe ich auch viel ferngesehen und in meiner akuten Phase hat es mich über Wasser gehalten, doch ich begriff irgendwann die Manipulation und Ablenkung hinter dem Gerät und konnte so etwas einfach nicht mehr ansehen. Ich wollte nicht irgendwelche sinnfreien Shows angucken, bei denen sie sich übereinander lustig machen oder sich sogar auslachen. Das heißt nicht, dass ich nicht auch mal einen Film schaue oder ins Kino gehen würde. Hier geht es wirklich um die manipulierten und gestellten Sendungen, die uns allmählich von unserem Ursprung immer weiter weggleiten lassen. Also ging ich oft sehr früh mit unserer Tochter schlafen und schaute etwas in der Mediathek: Dokus oder ähnliches, in denen ich mehr Sinn sah als in Shows oder sportlichen Events. Ich hörte ihn dann immer jubeln und stöhnen und so weiter. Und da dachte ich mal: *„Wenn ich ein Fernseher wäre, würde ich richtig bewundert und bestaunt werden."* Da ich keiner war und ihn schon viel zu sehr tagsüber unter Druck setzte und ihn über mein weiteres Vorgehen informieren wollte, bekam ich immerhin noch einen Gutenachtkuss.

Ich spürte immer mehr, dass wir beide uns nicht guttun. Durch dieses kleine Wesen wurde uns gezeigt, wie wir wirklich ticken und was wir eigentlich vom Leben wollen. Da passten unsere Vorstellungen nicht ansatzweise zusammen. Es schaukelte sich immer weiter hoch. Ich bearbeitete meine Themen Stück für Stück und wollte ihn mit einbeziehen, damit wir beide daran arbeiten, sodass wir auf einen Nenner kommen. Anfangs fand er es noch gut, bis es ihm zu aufwendig wurde. Seine Prioritätenliste sah unbewusst eben eindeutig anders aus als meine, weshalb wir uns irgendwann wegen der energetischen Ader in mir sehr in die Haare bekamen. Wir lebten quasi ab diesem Moment nur noch in einer WG. Und dazu kamen noch die Familien. Ich hatte mit beiden Seiten gesprochen, wie wir uns - bzw. ich mir - das mit Geschenken, Besuchen und vieles Weitere vorstellen. Meine Familie akzeptierte das, zunächst ohne tiefgründiges Verständnis, später wurde es ihnen immer klarer. Die andere Seite nahm es zwar an, verstand es nie und hinterging mich mehrmals.

Zum Beispiel ging es um den Kinderwagen. Ich hatte einen sehr alten Wagen geschenkt bekommen, in dem schon drei Kinder groß geworden sind. Er hat vier neue Räder bekommen, meine Mama hat ihn gesäubert und fertig war er. Ein Kinderwagen für 5o Euro. Damit hatte jedoch meine Schwiegerfamilie ein Problem. Wieso? Das kann ich nicht beantworten, vielleicht wollten sie unbedingt einen neuen Wagen kaufen, oder dieser alte Wagen war nicht genehm für ihre Enkelin. Vielleicht war es auch ein tiefes Thema, unbedingt etwas dazu beitragen zu wollen. Als unsere Tochter da war und ihre Oma väterlicherseits sie damit ausfuhr, merkte ich ihr ihre Unzufriedenheit schon an. Sechs Wochen später stand ein riesig großes Paket im Flur. Es war ein Kinderwagen, gekauft von einer meiner Schwägerinnen, da sie den jetzigen Zustand unseres Kinderwagens nicht vertreten konnte. Blöd nur, dass sie das nichts angeht. Wir - bzw. ich hatte mich für den Wagen entschieden, da kann sie nicht einfach einen neuen kaufen. Ja, ich fand einen mit großen Rädern toll, doch er war sehr unpraktisch für mich. Die Babytrage war vom Schwerpunkt so verschoben, dass ich diese nicht gut tragen konnte, da war es mit der Stofftasche einfacher. Ich wollte mein Kind auch nicht anschnallen, denn es sollte sich bewegen können, auch im Wagen und vieles mehr. Ich habe ihn trotzdem ausprobiert. Das war nicht gut, ich hätte ihn gleich zurückschicken sollen. Stattdessen habe ich ihn ein halbes Jahr später im Second-Hand-Laden verkauft.

So ging es mit vielen Sachen, also beschloss ich allen klar und deutlich zu sagen, was sie schenken dürfen und was nicht. Ab diesem Moment wurde ich noch unbeliebter und die Beziehung zwischen mir und meinem damaligen Freund fing noch mehr an zu bröckeln. Er unterstützte meine Meinung nicht, auch wenn er merkte, dass es unserer Tochter guttat. Er hatte einfach den Mut nicht. Denn auch er hat seine Themen, die ich durch meine klare Kommunikation immer mehr spüren durfte. Es machte mich wahnsinnig spüren zu müssen, wenn der eigene Mann nicht hinter einem steht. Ich durfte durch ihn Enttäuschung, Wut, Ärger und viele weitere Emotionen spüren. Denn ich war nicht in meiner Selbstliebe oder in Achtsamkeit und Liebe mit ihm. Damit meine ich nicht nur die Liebe in der Beziehung, ich habe ihn auch allgemein als Mensch nicht mehr liebevoll behandelt. Ich ließ alles Negative in mir an ihm aus. Deswegen möchte ich ihm auch danken, dass ich all das über mich durch ihn erfahren durfte. Es führte so weit, dass ich mit ihm recht wenig besprach, ich öfters mit meiner Mama sprach und mich innerlich kaputt machte. Ich wollte so oft gehen, doch ich fühlte mich finanziell und irgendwo auch emotional abhängig und verpflichtet bei ihm zu bleiben. Zudem fehlte mir eindeutig der Mut. Ich wollte meiner Tochter doch eine Familie geben.

Meine Lieben da draußen! Leidest du, kann euer Kind nicht glücklich werden. Wenn es spürt, dass du glücklich bist, dann ist es auch glücklich, egal ob „normale" Familie oder Patchwork oder gar ohne Partner. Kinder möchten einfach nur spüren, dass ihr glücklich seid. Der Rest ist erklärbar und führt auch irgendwann zum Verständnis. Es hilft keinem in einer Beziehung zu verweilen, wenn keiner darin zufrieden mit sich und dem Partner ist.

Ich stillte, gab alle Energie in mein Kind und vegetierte vor mich hin. Dann bekam es Neurodermitis. Und das in der „besten" Form: gequollene Augen, rote Haut, Jucken und Appetitlosigkeit. Für mich stand fest, dass darauf keine Chemie kommt. Ich war bei vielen Ärzten, und die reinen Schulmediziner waren für mich nach einem gewissen Punkt „erledigt", sie konnten mir einfach nicht helfen. Auch die Salben von Heilpraktikern halfen nur mühsam. Ich entschied mich sie energetisch bei einer Befreiungs- und Entwicklungsbegleiterin behandeln zu lassen. Ich wusste, allein war ich noch nicht in der Lage, das zu schaffen und hatte auch noch kein Vertrauen, dass ich so etwas überhaupt schaffen würde. Auf Empfehlung hatte die gute Frau[19] mich selbst schon einmal behandelt und ich wusste, sie kann es. Auch hier brauchte es noch Zeit, doch ich sah nach ein bis zwei Wochen schon Veränderungen. Anfangs rieb ich meine Tochter noch mit einer Creme ein, die mit zu denen gehört, die am wenigsten Chemie enthalten. Irgendwann stieg ich auf Oliven- und Mandelöl um.

Ein dreiviertel Jahr hatten wir damit zu tun. Auch für unsere Tochter änderte ich dann die Ernährung. Wir versuchten so viel wie möglich basisch zu essen, doch was ich damals aß, im Vergleich zu jetzt, war noch mehr als übersäuert. Aber für den Zeitpunkt war es das Beste, was ich einsehen und ändern konnte und es half. Sie erholte sich und wir konnten anfangen ausschließlich über natürliche Wege ihre Haut auf Vordermann zu bringen. Heike hatte angefangen die Themen unserer Tochter

---

[19] Heike Paßnecker, Befreiungs- und Entwicklungsbegleiterin; https://www.kristall-karten.com/

zu lösen und ich bemühte mich sie jeden Tag zu reinigen. Das bedeutet, dass ich sie täglich an Mutter Erde und Vater Himmel angebunden und ihren Energiefluss von Blockaden und Ablagerungen befreit habe. Wir stellten ihre Nuckel um, und ab sofort trug sie nur noch gute Baumwoll-Kleidung, damit ihre Haut von außen nicht noch mehr mit Neurodermitis begünstigenden Faktoren in Berührung kam. Das Gesamtkonzept inklusive Bioresonanztherapie machte meine kleine Maus wieder gesund.

Für mich stand fest: Hat sie ein Thema oder eine emotionale Belastung, würde sie es immer über ihre Haut zeigen. So ist es noch heute. Mache oder gebe ich ihr etwas, was nicht gut für sie ist, bekommt sie trockene Stellen, genauso bei wichtigen Entscheidungen. Entscheide ich mich falsch, weil ich nicht auf mein Bauchgefühl gehört habe, wurde einer von uns beiden immer krank oder sie bekam wieder Hautprobleme. Reflektiert das einmal auf euch selbst. Wenn ihr etwas tun sollt, was ihr eigentlich nicht wollt, wie äußert sich das? Bekommt ihr immer die gleichen oder eher verschiedene Beschwerden? Hörst du dann auf deinen Körper oder ziehst du es durch, obwohl es gegen deinen Willen ist?

Anfangs versuchte ich die Ansprüche immer noch umzusetzen, weil ich nicht noch mehr Stress mit den Verwandten wollte, doch irgendwann wurde es immer deutlicher und intensiver und ich gab auf. Ich wollte zweimal den Geburtstag meiner Tochter nach den gesellschaftlichen Vorgaben organisieren. Jedes Mal sah ich schon vorher den Stress, die sinnlosen Gespräche, das Fixieren auf und Klammern an meine Tochter, die damit noch nicht umgehen konnte und die tollen Ratschläge, die jedoch nicht wie Ratschläge rüberkamen, sondern wie Aufforderungen. Jedes Mal wurde sie vorher sehr krank. Jetzt, bei ihrem dritten Geburtstag, werde ich rein gar nichts machen, sondern sie einfach vorher fragen, was sie sich wünscht und das weiß sie schon sehr genau und dann kann diesmal nichts schief gehen. Warum wirst du krank? Weil du etwas unbewusst und teils bewusst überhaupt nicht willst. Kinder in diesem Alter sind schon völlig hin und weg, wenn da ein Kuchen steht, sofern es den zu Hause nicht jeden Tag gibt. Sie brauchen keine Geschenke und Unmengen an Leuten um sich. Sowohl für das Kind als auch für die Verwandten ist es entspannter und intensiver, wenn sie alle einzeln kommen und somit auch die volle Aufmerksamkeit des Kindes haben. Geburtstag kann man auch immer noch mit einem sechsjährigen Kind feiern. Ich bin für das Wohl meiner Tochter verantwortlich und nicht dafür die Bedürfnisse von der Verwandtschaft zu erfüllen.

Das möchte ich dir auch mitgeben. Egal, welche Konsequenzen deine Familie zieht, bleib bei deinem Bauchgefühl, es wird sich auszahlen. Sprich mit ihnen und erkläre es, verstehen sie es danach immer noch nicht, zeigst du ihnen ein sehr großes Thema, was du jedoch nicht lösen kannst. Das sollten sie ganz alleine mit sich selbst klären und nicht noch andere mit reinziehen. Meine Aussagen wurden irgendwann gar nicht mehr hinterfragt.

Ich gebe zu, heute würde ich es auch mit mehr Liebe formulieren, damals klang es doch sehr forsch und ich erkannte die Themen der Menschen noch nicht. Jetzt weiß ich, wieso-wer-wie-wann-wo gehandelt hat und brauche mich nicht mehr darüber aufregen, denn ich hatte einen kleinen Teil von ihnen selbst in mir und konnte ihn somit liebevoll annehmen und loslassen. Die älteren Generationen sind oftmals noch in ihren Mustern gefangen, sodass es ihnen dadurch kaum gelingt einmal über die Mauer drüberzugucken. Sie sind oft so unzufrieden und verschanzen sich hinter gekünstelten Emotionen oder materiellen Gegenständen, dass sie einen auf der Gefühlsebene gar nicht verstehen können. Denkt daran, sie haben dazu noch unheimlich viel Angst, Angst, dass sie angreifbar und sensibel werden, wenn sie ihre Fassade fallen lassen. Wer gibt denn heute noch gerne einen Fehler zu, kaum einer. Doch nicht, weil er feige ist, sondern weil er Angst hat, dass es ihm ewig nachgetragen wird. Denn die heutige Gesellschaft ist nach meinen eigenen Erfahrungen sehr nachtragend. Das heißt, sie hätten vielleicht den Mut, doch sind gleichzeitig verwundbar und jeder, der Lust hat, würde gleich noch Salz in die Wunde streuen. Somit hätten sie nicht mal Zeit ihren Fehler so sehr anzunehmen, dass es sie nicht mehr stört, wenn sich einer darüber lustig macht, also lassen sie es gleich.

Also nehmt eure Verwandtschaft so an wie sie ist, lasst sie ihren Weg gehen, doch vernachlässigt nicht eure Meinung. Jeder hat seine Themen, die ihn jeden Tag begleiten. Der eine möchte sie annehmen und der andere möchte sich lieber dahinter verstecken.

Es ist nur die Frage, wie du kommuniziert hast. Wie weit du mit dir vereinbaren kannst dagegenzuhalten, ohne selbst an dir kaputt zu gehen.

Kapitel 22
Zweiter Rückfall meiner
Autoimmunkrankheit

Ich bin daran kaputt gegangen, weil ich mit der Sturheit und dem Egoismus nicht klarkam, quasi genau mit mir selbst. Denn ich war ebenso stur und egoistisch in meinem Sein. Ich wollte jedoch, wie geplant, meine Ausbildung weitermachen und fing damit im August 2018 an. Meine Mama sollte die Eingewöhnung meiner Tochter im Kindergarten durchführen. Das ging völlig nach hinten los.

Ich beschrieb diese bereits in einem früheren Kapitel, weswegen ich darauf nicht noch mal eingehen werde. Doch ich beachtete mich selbst auch nicht. Ich ging zum Praktikum und war danach immer fix und fertig. Ich hatte gesehen, dass ich wieder Blut im Urin hatte, doch ich ignorierte es. Ich musste doch dem System entsprechen, ich durfte keine Schwäche zeigen. Ich wollte stark sein und kämpfen. Naja, ich habe mich eher selbst belogen. Ich arbeitete auf der neurologischen Station und habe in diesen zwei Wochen mehr gelernt als in zwei Jahren Biologieunterricht, das lenkte mich von meinem eigenen Problem ab. Zum einen von meinem miserablen Gesundheitszustand, zum anderen davon, dass meine Tochter sich in der Krippe nicht wohl fühlte. Immer wenn ich nach Hause kam, ließ sie mich nicht los, doch meine Kräfte waren am Ende und ich gab sie immer wieder ab. Diesen Teil werde ich ihr später erklären und mich dafür entschuldigen, dass ich sie einfach nicht gesehen habe, doch genauso werde ich ihr sagen, weswegen ich so handelte.

Die Eingewöhnung wurde abgebrochen, und es gab ein riesiges Tief in unserer Familie. Keiner glaubte an mich oder meine Energie, keiner konnte verstehen, dass ich sie aus der Krippe nahm und mein Ex-Freund hatte nur im Kopf, dass ich noch etwas länger kein Geld mit nach Hause bringen würde. Und ich sah mich als Versagerin. Mir ging so viel durch den Kopf, doch mir war nun klar, dass ich in Bezug auf meine Tochter richtig handelte. Darüber bin ich noch heute sehr froh und dankbar für diese Entscheidung. Aber ich war schon da nicht mehr richtig fit und sollte jetzt wieder den ganzen Tag auf ein Kind aufpassen, das brachte meinen Körper an seine Grenzen. Für meinen Freund hatte ich nichts mehr übrig, erst recht nicht die Kraft zu gehen. Also blieb ich, schmiss meine Ausbildung hin und war wieder zu Hause.

All diese vielen emotionalen Faktoren, die Unzufriedenheit und das ständige Ungleichgewicht in meinem Körper, ließen mich erneut erkranken. Wir hatten alle eine Grippe, doch ich erholte mich nicht. Ich stillte, kümmerte mich um alles und zu guter Letzt konnte mein damaliger Freund nicht mal solange zu Hause bleiben, bis ich auch gesund war, nein, er ging zur Arbeit und ich bin noch fiebernd mit unserer Kleinen auf den Spielplatz rausgegangen. Nicht nur, dass er nicht für uns da war, ich war auch noch zu egoistisch und feige zum Arzt zu gehen, weil ich Angst hatte, ich müsste alles noch mal machen. Doch mein Körper war am Ende. Zum Schluss konnte ich gerade so bis zum Auto laufen - ansonsten lag ich. Ich nahm immer mehr ab und gab meine letzte Kraft in die Muttermilch. Das bereue ich jedoch nicht. Ich hätte gerne noch weiter gestillt, wenn ich meine übliche Kraft gehabt hätte. Doch durch die kommenden Medikamente musste ich schleunigst abstillen. Der Vorteil: sie schlief durch. Der Nachteil: ich war unendlich traurig, auch wenn es für uns beide gut war. Sie aß auch schon gut, das heißt sie musste sich nur noch an die Abendmahlzeit gewöhnen. Dann hatte sie genug Kraft und Energie für die Nacht.

Ich war also in Magdeburg bei einer meiner regulären Kontrollen, mein Kreislauf war im Eimer und meine Blutwerte waren sehr schlecht. Ich hatte im Oktober 2018 meinen zweiten Schub. Auf ihren Vater brauchte ich nicht hoffen, deshalb klammerte ich mich wieder an meine Eltern. Ich war also immer noch nicht fertig, mich von meinen Eltern zu lösen. Dazu noch voller Ängste.

Doch ich hatte Motivation, meine Tochter und später auch mein eigenes Leben. Die Ärzte sagten sogar meiner Mama wie verantwortungslos ich war. Ja, das war ich. Ich habe mich von meinen Ängsten manipulieren und leiten lassen. Dabei habe ich nicht an meine Mitmenschen gedacht, was sie alles wieder für Zeit opfern müssen, um mich zu unterstützen und jetzt auch auf mein Kind aufzupassen. Ich war naiv, egoistisch und fordernd. Ich habe das jetzt alles eingesehen und befinde mich auf dem Weg der Besserung und ich habe mit allen Betroffenen gesprochen, warum ich so gehandelt habe und wieso ich diese Erfahrung brauchte.

Die Ärzte wollten mich stationär aufnehmen und mir drei Tage per Infusion ein Immunsuppressivum geben. Ich lehnte ab und sagte im Gegenzug: *„Ich würde die höchst mögliche Dosis in Tablettenform zu mir nehmen, doch ich habe meine Tochter abzustillen und das wird nicht in einem Krankenhaus stattfinden."* Damit konnten sie sich abfinden, da ich ihnen versprach, nach drei Tagen mit dem Immunsuppressivum zu beginnen. Es war wieder CellCept® in Tablettenform. Wie 2015, nachdem die Endoxanstöße durch waren, bekam ich CellCept, die konnte ich als Tabletten einnehmen. Zusätzlich hatte ich mir meine Nieren und meinen

Blasenbereich mit Bakterien vollwuchern lassen, weswegen ich noch Antibiotika bekam. Dazu kamen Quensyl, Kortison und ein magenschützendes Medikament. Wieder einmal das volle Programm. Ich sagte von Anfang an, dass diese Medikamente auf meine Nerven gehen, ob ich denn das Levetiracetam (Epilepsie-Medikament) nicht gleich dazunehmen sollte. Auch dies wurde wieder verneint. Und ich glaubte es. Ich möchte noch hinzufügen, dass ich in der Schwangerschaft von Leipzig nach Magdeburg wechselte und sofort mit offenen Karten gespielt hatte. Ich sagte: „Ich werde in der Schwangerschaft nur Medikamente nehmen, wenn es nicht anders geht. Außerdem werde ich mit entscheiden, was mit mir passiert."

Der Arzt und ich haben uns darauf geeinigt immer ehrlich zueinander zu sein, im Gegenzug war er auch zugänglich, was meine Alternativmethoden anbetraf. Es war der erste Schuldmediziner, mit dem ich reden konnte, ohne verurteilt zu werden, doch auch er sollte irgendwann gehen, damit ich weitere Erfahrungen machen durfte. Er unterstützte mich und so musste ich in der Frauenklinik keine Medikamente in der Schwangerschaft einnehmen, wodurch ich wieder viele Vorwürfe bekam, wie verantwortungslos ich war. Nachdem ich jedoch kundtat, wieso ich mich dazu entschied, wollten sie alle nur wissen, ob es gut ausgehen würde. Und das ging es, da meine Tochter putzmunter zur Welt kam und ich auch für meine Verhältnisse relativ fit war. Jedoch kam von den Ärzten nie ein freudiges Kompliment über meine Stärke, denn es hatte niemand dort an mich geglaubt. Selbst ein Teil meiner Familie hatte bis zum Schluss Zweifel, auch ich. Also wie etwas verlangen, wenn derjenige selbst nicht komplett davon überzeugt ist?

Ich nahm also wieder einen Haufen Gift zu mir, mit einem Unterschied: Ich nahm meine Homöopathie ein, wir ließen die Dosen austesten, ich legte mich wieder ans Bioresonanzgerät und machte das mit vollem Bewusstsein. Ebenso beschäftigte ich mich nochmals mit meiner Ernährung und kam zu dem Ergebnis, dass irgendwas fehlt. Ja, die Energie und meine Themen. Wieso wurde ich erneut krank? Weil ich immer noch nicht begriffen hatte, worum es geht. Ich habe mich weiterhin zu sehr im Äußeren befunden. Mein Ziel war, immer frei von Medikamenten zu sein und das wollte ich wieder erreichen. Eigentlich sollte das ganz schnell sein, doch wie bei einer Schwangerschaft, braucht der Körper ebenso lange zur Regeneration, wie er sich runtergewirtschaftet hat. Meine Mama kümmerte sich reizend und liebevoll um meine Tochter und ich hatte ausschließlich Zeit für mich selbst: anfangs für das Überstehen der vielen Nebenwirkungen und später für mich. Das Zittern fing wieder an, und ich nahm auf eigene Faust die Tabletten. Doch ich wollte das eigentlich nicht und nahm noch ein homöopathisches Mittel dazu. Ich vergaß jedoch, dass die Dosen der Gifte wesentlich höher waren, als die der homöopathischen Mittel. Deswegen bekam ich an einem Wochenende, als wir zur Verwandtschaft fuhren, um meine Bioresonanzkarte neu zu bespielen, wieder einen epileptischen Anfall. Ich hatte das Epilepsie-Medikament abrupt abgesetzt und gehofft, dass das andere sofort anschlägt. Ich weiß, dass man solche Medikamente ausschleichen muss, da sie sonst Entzugserscheinungen hervorrufen können, doch in dieser Zeit war mein Gehirn „ausgeschaltet". Diesmal erlebten mein damaliger Freund und mein Kind den Anfall mit. Ich wurde in das nächste Krankenhaus gebracht und lag dort zwei Nächte zur Beobachtung.

Auch diesmal fühlte ich mich einfach nur erleichtert und nahm das Medikament danach wieder und schwor mir, es erst abzusetzten, wenn die Medikamenten-Dosis so gering ist, dass es keine massiven Auswirkungen mehr auf meine Nerven hat. Ich nahm wieder alle in Anspruch. Dabei mussten wir heil nach Hause kommen, damit mein Ex-Freund wieder pünktlich zur Arbeit gehen konnte. Nicht mal hier hatte er sich freigenommen. Ja, ihr hört es richtig raus, das kann ich wirklich nicht verstehen. Ich weiß, woran es bei ihm liegt, doch auch er hat Synapsen, die er benutzen könnte, aber er tat es nicht. Meine Mama war sehr froh, das diesmal nicht miterleben zu müssen und war zu Hause wieder für mich da. Ich war ihr so dankbar, denn bei ihr hatte ich vollstes Vertrauen, dass meine Tochter in guten Händen ist.

„Was immer das Leben mir zuwirft - ich nehme es und bin dankbar dafür." (von Tom Felton)

Kapitel 23
Verständnis und Akzeptanz

Zu Hause, mit Medikamenten, einer Tochter, einem nicht anwesenden Freund und meiner Mama. Meine Mama war psychisch gesehen nicht in der Lage arbeiten zu gehen, weswegen sie sich krankschreiben ließ. Diese Zeit war sehr intensiv, wir verbrachten früh bis abends Zeit zu dritt und hatten unendlich viel Zeit an uns zu arbeiten. Ich sah sogar ein Licht für mich und meinen Ex-Freund. Ich ließ Stück für Stück meinen Zorn los, arbeitete jetzt wirklich an meinen Themen. Ich ließ Energie physisch fließen. Ich wollte es verstehen. Ich wollte mein Kind nicht mehr spüren lassen, dass es eine Last für mich ist, ich verzieh mir, denn in der letzten Phase war ich so voller Hass, dass ich jedem dafür die Schuld gab, selbst dieser kleinen Seele.

Ich gebe zu, wenn ich daran denke und darüber schreibe, dass ich es noch viel öfter loslassen muss, denn es steckt sehr tief in mir. Meine Mama machte mir wieder einmal sehr deutlich, dass ich mir meine nächsten Schritte genau überlegen sollte. Sie sagte: *„Ich weiß, du hast Angst, einen anderen Weg zu gehen, doch du wirst nicht mehr drum herumkommen."* Sie hatte so was von Recht. Ich würde hier nicht sitzen, wenn ich nicht angefangen hätte meine Erkrankung, meine Handlungen und mein Leben selbst zu hinterfragen. Ich habe es von allen verlangt, doch auch von mir? Ja jetzt, jetzt verlange ich es von mir, in dem Maße, wie es passt und wirkt. Ich habe euch seitenlang mit vielen Tipps und harten Worten beworfen. Doch das ganz mit Absicht, diese Worte haben mir dazu verholfen, mich selbst zu spüren und immer näher zu mir zu kommen.

Deswegen möchte ich euch jetzt von mir weitererzählen.

Kapitel 24
Neustart

Ich bin mittlerweile 22 Jahre alt, werde bald 23 und habe mich entschlossen dieses Buch zu schreiben und veröffentlichen zu lassen. Ich habe vier Jahre gebraucht, um meine Ernährung für mich herauszufinden. Ja, mir haben gewisse Vorgaben geholfen, doch das ist jetzt meine ganz individuelle Ernährung, meine Tochter erhält eine ähnliche, nicht die gleiche. Ich habe lange gebraucht, um alte Gelüste, wie Schokolade, Pizza und viele andere „leckere" Lebensmittel aus meinem Leben zu streichen. Ihr braucht kein Mitgefühl zu haben, ich habe wirklich kein Bedürfnis mehr danach, weil ich erstens weiß, dass es mir nicht guttut und zweitens, möchte ich wirklich immer lichtvoller werden, da brauche ich nicht solch künstliche Nahrung. Denn Pizza gibt es, glaube ich, nicht einfach mal so in der Natur, oder? Zudem gibt es Alternativen, sodass eine Pizza durchaus nicht komplett aus „Chemie" bestehen muss.

Vorneweg gesagt, ich ernähre mich anders, und ich habe akzeptiert, dass jeder seine Ernährung so handhaben kann, wie er das möchte, auch wenn die nachfolgenden Zeilen vielleicht auf den ersten Blick nicht so wirken. Doch jeder ist sein eigener Herr, das ist eben meine Sichtweise dazu, aus meinen vielen Erfahrungen.

Ich ernähre mich vorwiegend basisch, das bedeutet, der größte Teil besteht aus Gemüse. Ich versuche zudem regionales und saisonales Gemüse zu verarbeiten. Darauf achte ich, dass ich es nicht allzu oft erwärme; eine Mikrowelle gibt es bei mir nicht. Warum? Solch ein künstlich hergestelltes Gerät, genau wie der

Herd, lassen die Nährstoffe verkümmern. Ja, jedoch ohne Herd? (So weit bin ich auch noch nicht.)

Wir essen viele Nüsse, Obst und ab und zu wird ein leckerer veganer Kuchen gebacken, ohne Haushaltszucker! Dafür gibt es so schöne andere Möglichkeiten, z. B. Fruchtzucker, einfach Äpfel, Orangen oder ... oder ... oder ... in den Kuchen hineinpürieren, und schon ist er süß.

Ich vermeide Rohrzucker, verzichte auf Weizen, Kuhmilchprodukte und raffinierten Zucker. Nicht staunen, wie gesagt, vier Jahre habe ich dafür gebraucht! Nicht vergessen.

Doch es hat sich gelohnt, die Entgiftungen waren befreiend, mein Körper konnte wieder Nährstoffe aufnehmen, ich konnte entschlacken und ganz nebenbei wurde ich schlank und fit und fühlte mich das erste Mal so richtig wohl in meinem Körper.

Über Ernährung lässt sich diskutieren und viele werden sagen: *„Sie lebt doch gar nicht richtig."* Da muss ich leider widersprechen. Doch, ich lebe, sogar besser als je zuvor. Ich fühle mich leichter, kraftvoller, habe keine Magen- oder Bauchschmerzen, kaum Blähungen, kaum Heißhunger-Attacken und so weiter. Ich fühle mich frei, und das bedeutet für mich, Leben. Nahrung hat nicht mehr so einen großen Platz in meinem Leben, außer ich bin irgendwo, wo ich mir vorher Gedanken machen sollte, doch ansonsten ist es nebensächlich. Denn es gibt wesentlich schönere und wichtigere Dinge als allein das Essen. Ja, ich bereite es mir selbstverständlich schön zu, ich gehe ebenso gerne mal Essen, doch dann ist es für mich in Ordnung. Ich fülle meinen Tag vielmehr mit anderen Dingen, denn die Alltagsbeschäftigungen nehmen uns schon viel Zeit, also sollten wir sie kurz und schön halten, um der Natürlichkeit mehr Aufmerksamkeit zu widmen. Und uns selbst!

Durch meine Haushaltshilfe, die ich nach meinem zweiten Schub bekam, hatte ich eine enorme Kraft an meiner Seite. Sie half mir nach der Trennung beim Umzug, sie erzählte mir viel über Nahrungsmittel im Anbau und sie bekam durch mich viel Input von Energie und basischer Ernährung. Ach so! Ich bezeichne mich nicht als Veganer, weil wir gerne Ziegen- oder Schafkäse und Honig essen. Meine Haushaltshilfe war noch drei Monate mit mir bei meinen Eltern, und dann hatte ich eine neue Wohnung. Sie begleitete mich immer zum Waldorfkindergarten, wo auch die Eingewöhnung meiner Tochter stattfand. Wir sind noch heute Freunde und eine gegenseitige Bereicherung für uns. Für dieses Zusammenführen bin ich auch ihr sehr dankbar.

Ich lebe also nun mit meiner Tochter auf 31 Quadratmetern, sie sieht ihren Vater, zu dem sie ein gutes Verhältnis hat. Doch wir haben unseren Rhythmus, unseren Alltag. Ich komme immer mehr in die Eigenständigkeit und in das Vertrauen. Meine Entscheidungen sind bedachter, und ich bemühe mich um eine bedürfnisorientierte Begleitung meiner Tochter. Es ist nicht immer leicht, doch es macht auch sehr viel Spaß und ganz besonders ist sie so ein Fuchs, dass sie mir immer wieder unbewusst „meine Themen" unter die Nase reibt.

Und ihr fragt euch vielleicht, was ich jetzt so treibe, ohne Abschluss, ohne Ausbildung?

Kapitel 25
Berufung

Ich wollte schon immer mit Menschen zusammenarbeiten, doch alles, was es gab, kam mir nicht stimmig vor. Physiotherapie - zu anstrengend, zu getaktet ... nichts für mich. Krankenpflege - ich wollte nie in einem Krankenhaus arbeiten. Psychologie - die Hälfte davon hätte mir nichts genützt, zu großer Aufwand. So ging es mit vielem. Das eine Jahr Physiotherapieausbildung hat mir, durch den Erwerb von anatomischen Kenntnissen, einen enormen Vorteil zu meiner jetzigen Berufung verschafft. Ja, ich befasse mich mit Energien für mich selbst, mit Seelen und würde künftig gern auch mit euch gemeinsam, mit dir und deinem Schmerz arbeiten, weil es mir so gut geholfen hat. Ich hatte meinen zweiten Schub und arbeitete ja intensiv an mir und gleichzeitig wurde ich gelehrt.

Viele finden es verrückt, ist es vielleicht auch, doch etwas schönes Verrücktes. Mir wurden in Träumen, in Gedanken, im visuellen Vorstellen immer Bilder gegeben - mit eingegebenen Gedanken. Das habe ich alles verstanden und versucht es umzusetzen. Logischerweise hatte ich Angst, wenn man nie vorher meditiert hat und sich auf einmal von außen sieht, ist es schon erst mal komisch, doch keineswegs unnatürlich. Ich brauchte also meine Zeit, nun gut, sie (Urquelle der Energien) hat mir ein halbes Jahr gegeben. Dann probierte ich, die Gefühle von meiner Mama oder meiner Haushaltshilfe positiv zu verändern, in deren Mitwissen und Einverständnis natürlich. Beschwerden zu lockern, zu lösen und alles nur „von meinem Bett aus" und sie sitzen bei sich zu Hause. Es war cool, ja mystisch, wenn nicht sogar geheimnisvoll. Ich finde es noch immer bemerkenswert und jeder neue Mensch, der zu mir kommt, steckt voller neuer Eindrücke und Energien. Irgendwann hatte ich das sehr gut drauf, nicht zuletzt durch Kenntnisse und Wissen, die ich mir im Selbststudium angeeignet habe und fing an damit zu arbeiten. So ging das seinen Lauf und meine Erfahrungen sind gewaltig, für mich selbst verblüffend. Weiteren Ausbildungsschritten stehe ich sehr offen gegenüber.

Ich möchte das Prinzip meiner Arbeit einmal versuchen zu erklären. Ich gehe in eine gewisse Grundentspannung und „sehe" dadurch die Seelen, die vielen Lichtwesen, die in unserem Kosmos existieren. Ich kann demzufolge die Seele der Klienten sehen, in welchem Zustand sie auch immer sind. Auf diese Weise wird es mir ermöglicht in einem feinstofflichen Austausch mit ihnen zu kommunizieren und Informationen zu bekommen, die gerade relevant sind. Dadurch wird es mir ermöglicht, bei schon lange bestehenden Beschwerden an Organen oder bezüglich der Gefühle und Emotionen, eine von vielen Ursachen herauszubekommen, die kein Schulmediziner entdecken würde, da das Ganze in dem feinstofflichen Bereich liegt. Zudem bekomme ich dazu Themen „mitgeteilt", die diejenigen gerade haben, weswegen sie gewisse Beschwerden haben. Das Ganze funktioniert hauptsächlich auf der Gedankenebene, weshalb ich äußerst vorsichtig und bedacht mit dieser Aufgabe umgehen muss. Ansonsten kann ich auch mir selbst schaden. Zusammen mit den Klienten ist es dann möglich gemeinsam darüber zu reden und die Probleme auch im Irdischen in Angriff zu nehmen, alles im Tempo des Klienten selbst.

Ich habe quasi die Funktion eines „Seelensorgers mit anatomischen Fachkenntnissen", der ebenso auf Wissen von Ernährung und Lebensberatung zurückgreifen kann.

Im 21. Jahrhundert wird in erster Linie nicht auf die Eignung, sondern fast überall auf Nachweise bzw. Zertifikate Wert gelegt. Eine allumfängliche Ausbildung oder ein Studium werde ich nach wie vor nicht machen, jedoch die Ausbildung in Spiritueller Lebensberatung und Ernährungsberatung als Zertifikat. Nimmt nicht so viel Zeit in Anspruch und dient mir gleichzeitig selbst zum besseren Klarkommen in der Welt.

Das ist eine grobe Erklärung und vielleicht schreibe ich nach dem Erwerb meiner Zertifikate noch mal ein Buch, dann würde ich das Ganzheitliche noch weiter und tiefer erklären. Doch in diesem Buch hat das Thema keinen weiteren Platz, denn ich denke, der Input, den ich euch jetzt gegeben habe, reicht als Anfang, in andere Richtungen zu denken, aus. Auch ich werde noch weitere Erkenntnisse erwerben.

Keiner ist perfekt! Das wisst ihr, genauso gut wie ich. Und wenn ihr soeben das Buch gelesen habt: Ich bin genau so wenig perfekt. Doch wir sind oft sehr ungerecht und unfair, und daran können wir arbeiten und etwas ändern. Wir können es ändern, um dadurch die Harmonie, Geborgenheit und Liebe wieder viel mehr in unser Leben zu lassen. Es lohnt sich.

Ich wollte euch noch eines mit auf dem Weg geben und das sind neben den vielen Fragen in meinem Buch, als weiterer Tipp, die sieben Haupt-Chakren.

Wurzel-, Sakral-, Nabel-, Herz-, Hals-, Stirn-, Kronen-Chakra.

Zu jedem Chakra gibt es Meditationen, Farben, Pflanzen, Steine, Öle und eine Massage. Dieses möchte ich euch auflisten, damit ihr, wenn ihr mögt, ein wenig in die Praxis gehen könnt. Viel Spaß damit und probiert es gerne aus!

Ganz wichtig, hört auf euer Bauchgefühl!

Kapitel 26
Sieben Chakren

Allgemein: Alle Meditationen können in jeder Position ausgeführt werden, so wie es bequem ist. Die Wirkung des Schneidersitzes ist nur höher, wenn du dich nicht von deinen Schmerzen sowie fehlender Muskelkraft im Rücken ablenken lässt. Stärke zunächst deinen Rücken, um dich dann, wenn die Zeit ran ist, 30 Minuten lang im Schneidersitz hinsetzten zu können. Bis dahin reichen die anderen Positionen auch.

Die Pflanzentherapie kann am besten in Form von Tee oder pur eingenommen werden. Duftkissen, mit getrockneten Pflanzen, dienen gleichzeitig auch zur Aromatherapie.

Für die Aromatherapie kann eine Duftlampe verwendet werden oder man träufelt die ätherischen Öle einfach auf ein Taschentuch.

Wenn Steine verwendet werden, sollten sie an einer Goldkette getragen werden. Jedoch dann täglich abends unter klarem Wasser abspülen.

Wurzel-Chakra:

Meditation:

Begib dich am besten in den Schneidersitz, ist dies zu anstrengend, kannst du dich auch zusätzlich anlehnen. Notfalls auch hinlegen.

Lege deine Hände entspannt auf deine Knie, mit den Handflächen nach oben gerichtet. Jedoch bleiben sie locker und entspannt.

Wenn du deine Augen geschlossen hast, atme dreimal tief ein und aus, damit du in die Entspannung kommst. Je nach Anspannung sind auch mehr Atemzüge möglich. Achte dabei darauf, dass du dir gedanklich vorstellst, wie du beim Einatmen (EA) viel Lebensenergie in dich aufnimmst und sie durch deinen Körper bis zu den Füßen fließt. Beim Ausatmen (AA) lässt du allen Ballast los, der dir ein schweres Herz macht. Das heißt zusammengefasst: erst dreimal tief Ein- u. Ausatmen. Dann atmest du bis zu den Füßen ein und lässt dort alles los. Dann: Beine, Gesäß und alle umliegenden Muskeln, Bauch, hinterer Rücken (ganze Wirbelsäule bis zum Steißbein), Schulter-Nackenbereich über Arme zu den Fingern, Kopf, Kieferbereich.

Bei jedem EA nimmst du Lebensenergie auf und beim AA lässt du alles los. Jeweils dreimal pro Bereich.

Danach befindet sich dein Körper in einer guten Grundvoraussetzung, um in die Meditation zu kommen. Dein Körper könnte kribbeln, sich leicht anfühlen oder einfach nur frei, weil du schon jetzt viel losgelassen hast.

Du stellst dir nun vor, dass du dein Wurzel-Chakra, beim Dammbereich, öffnest. Das kann ganz unterschiedlich aussehen, mache dir darüber keine Gedanken. Versuche, wenn du mit deinem inneren Auge nicht hinkommst, dir trotzdem visuell vorzustellen, dass du es öffnest. Unabhängig davon, ob du direkt vor Ort bist oder nicht.

Aus diesem geöffneten Wurzel-Chakra kommt nun eine große dicke Pfahlwurzel heraus, die immer tiefer Richtung Mutter Erde wandert. Vielleicht siehst du dort auch noch mehr, doch konzentriere dich auf deine Pfahlwurzel und lass sie führen, gehe einfach mit. Sie wird dir deine Erdhöhle zeigen. Bitte die „Göttlichkeit" und deine Pfahlwurzel, dir deine individuelle Erdhöhle, deinen Rückzugsort, zu zeigen. Vertraue auf das, was du siehst, denn es wird in diesem Moment genau so richtig sein für dich. Auch wenn sie nicht sehr tief geht, ist es nicht schlimm, solch eine Wurzel braucht schließlich auch Zeit zu wachsen, und wenn sie nicht gepflegt wurde, braucht sie erst wieder Zeit, um sich zu erholen, sodass es auch gut sein kann, dass sich deine Erdhöhle genau unter der Erdoberfläche befindet. Nimm das an und danke dafür, dass du sie endlich gefunden hast und sie ab jetzt immer wieder besuchen und pflegen wirst.

An deiner Erdhöhle angekommen, gibt es verschiedene Varianten, wie sie aufgehen kann. Vielleicht ist sie auch schon offen, weil sie dich erwartet hat. Gehe hinein, spüre und lasse alle wundervolle Energie von Mutter Erde in dich hineinfließen (Geborgenheit, Sicherheit, Vertrauen, Standhaftigkeit, Liebe, Kraft ... und so weiter). Lass deine Pfahlwurzel sich verästeln, dass sich alle Äste tief in der Erdhöhle verankern und dich dort beschützen. Stell dir vor, wie all diese Energie durch deine Pfahlwurzel, durch dein Wurzel-Chakra über deine Wirbelsäule fließt und dich vollkommen erfüllt. Genieße es, du kannst immer mehr haben, es ist unendlich viel vorhanden. Für jeden.

Zusatz:
Wenn du magst, stelle dir in deiner Erdhöhle eine rot leuchtende Quelle vor. Rotes strahlendes Licht, welches von dort über deine Pfahlwurzel dein Wurzel-Chakra auffüllt. Es werden alle Zellen damit gefüllt, alles Negative herausgelöst und in vollkommen göttliche Liebe umgewandelt. Lass dieses rote Licht leuchten und auch weiterfließen. Es wird immer weniger, je höher es im Körper ist, doch es kann auch eine sanfte Wirkung haben.

Zum Abschluss, danke, danke für diese Energie, für dein Sein und dein Leben hier auf Erden. Komme von allen Energien wieder zu dir selbst, atme mehrmals tief ein und aus. Nimm die Geräusche in deiner Umgebung wieder wahr, achte auf dein Herz, deine Atmung. Bewege deine Gliedmaßen, und wenn du dich bereit fühlst, öffne langsam deine Augen, bleibe noch ein wenig sitzen oder liegen und komme im Hier und Jetzt wieder an.

Farbe:
Rot, du kannst sie in Dekoration, Kleidung, Tüchern oder vieles mehr in dein Leben integrieren.

Pflanzen:
Baldrian, Lindenblüte, Holunder

Öle:
Zypresse, Zeder, Nelke, Rosmarin

Steine:
Hämatrit, Granat

Massage:
Du befindest dich in Rückenlage und atmest wie bei einer Meditation tief ein und aus. Deine Hände liegen unter deiner Leiste, sodass der Bereich zwischen Daumen und Zeigefinger an deinem Hüftknochen liegt. Beim EA nimmst du all die Lebensenergie in deinen Händen auf und mit dem AA lässt du diese angesammelte Energie in dein Chakra fließen. Es wird damit ausgefüllt und wird ganz warm und weich. Es entspannt sich und genießt deine Aufmerksamkeit. Das ganze mindestens sieben Atemzüge lang. Zusätzlich kannst du dir zu der Lebensenergie noch den roten Lichtstrahl vorstellen, der ebenso in dein Chakra fließt, im Rhythmus des Atems.

Sakral-Chakra:

Meditation:

Begib dich in die oben beschriebene Entspannung und visualisiere dir dein Sakral-Chakra. Stelle dir vor, wie du es öffnest und ein kräftiger orange leuchtender Lichtstrahl herausfließt. Stelle dir vor, du liegst im Wasser und lässt dich gleiten. Entspanne nochmals mit deiner Atmung deinen Körper ein wenig mehr. Wenn du dort im Wasser liegst, bringe all deine Aufmerksamkeit in deine Visualisierung, dass der ausgehende Lichtstrahl mit dem göttlichen sich verbindet und das dir dadurch noch mehr orangenes Licht in dein Chakra fließen kann. Lass dieses Gefühl zu und nimm alles auf. Lass dich damit füllen und schau, wie sich dein Chakra füllt. Genügt es dir und fühlst du dich gut, lass die Verbindung los und bleibe noch einen Moment so sitzen. Wenn du wieder im Hier und Jetzt ankommen magst, konzentriere dich wieder auf deine Atmung und komme mit jedem Atemzug mehr und mehr im Hier und Jetzt wieder an.

Farbe:

Orange, du kannst sie in Dekoration, Kleidung, Tüchern oder vieles mehr in dein Leben integrieren.

Pflanzen:

Brennesel, Schafgarbe, Petersilie

Öle:

Bitterorange, Myrrhe, Sandelholz, Vanille

Steine:

Koralle, Feueropal

144

Massage

Du befindest dich in Rückenlage und atmest wie bei einer Meditation tief ein und aus. Deine linke Hand liegt unter deinem Bauchnabel und die rechte darüber. Beim EA nimmst du all die Lebensenergie in deinen Händen auf und mit dem AA lässt du diese angesammelte Energie in dein Chakra fließen. Es wird damit ausgefüllt und wird ganz warm und weich. Es entspannt sich und genießt deine Aufmerksamkeit. Das ganze mindestens sieben Atemzüge lang. Zusätzlich kannst du dir zu der Lebensenergie noch den orangenen Lichtstrahl vorstellen, der ebenso in dein Chakra fließt, im Rhythmus des Atems.

Nabel- Chakra:

Meditation:
Begib dich in die oben beschriebene Entspannung und visualisiere dir dein Nabel-Chakra. Stelle dir vor, wie du es öffnest und ein kräftiger gelb leuchtender Lichtstrahl herausfließt. Stelle dir vor, was deine Wünsche und Ziele sind. Nimm dir eins davon heraus und visualisiere dir eine detaillierte Umsetzung dieses Wunsches oder Zieles. Glaube fest daran und schaue, was du gleich nach dieser Meditation umsetzten kannst. Bist du damit fertig, verbinde wieder deinen gelben mit dem göttlichen Strahl und lasse dein Chakra noch einmal ordentlich auffüllen. Lass dieses Gefühl zu und nimm alles auf. Lass dich damit füllen und schau, wie sich dein Chakra füllt. Genügt es dir und fühlst du dich gut, lass die Verbindung los und bleibe noch einen Moment so sitzen. Glaube und vertraue auf dein Gedankengut. Wenn du wieder im Hier und Jetzt ankommen magst, konzentriere dich wieder auf deine Atmung und komme mit jedem Atemzug mehr und mehr im Hier und Jetzt wieder an.

Farbe:
Gelb, du kannst sie in Dekoration, Kleidung, Tüchern oder vieles mehr in dein Leben integrieren.

Pflanzen:
Fenchel, Kamille, Wacholder

Öle:
Lavendel, Kamille, Zitrone, Anis

Steine:
Tigerauge, Bernstein

Massage:

Du befindest dich in Rückenlage und atmest wie bei einer Meditation tief ein und aus. Deine linke Hand liegt über deinem Bauchnabel und die rechte darüber. Du kannst sie danach auch noch mal in deine Flanken legen. Beim EA nimmst du all die Lebensenergie in deinen Händen auf und mit dem AA lässt du diese angesammelte Energie in dein Chakra fließen. Es wird damit ausgefüllt und wird ganz warm und weich. Es entspannt sich und genießt deine Aufmerksamkeit. Das ganze mindestens sieben Atemzüge lang. Zusätzlich kannst du dir zu der Lebensenergie noch den gelben Lichtstrahl vorstellen, der ebenso in dein Chakra fließt, im Rhythmus des Atems.

Herz-Chakra:

Meditation:
Begib dich in die oben beschriebene Entspannung und visualisiere dir dein Herz-Chakra. Stelle dir vor, wie du es öffnest und ein kräftiger, grün leuchtender Lichtstrahl herausfließt. Stelle dir vor, wie sich dein Lichtstrahl mit dem göttlichen verbindet. Schau dir nun die Person an, die ab heute mehr Liebe und Aufmerksamkeit von dir bekommen soll. Oder jemanden, den du aus dem ganzen Herzen verzeihen magst oder der dir verzeihen kann. Visualisiere diese Person, verbinde eure Herz-Chakren miteinander und gebe alle nötige Liebe hinein. Keine Sorge, du bist selbst angebunden und es steht euch genügend Energie zur Verfügung. Wenn du damit fertig bist, lass dir deine Energie auch wieder zurückfließen und genieße dieses wohlig warme Gefühl in dir. Genügt es dir und fühlst du dich gut, lass die Verbindung los und bleibe noch einen Moment so sitzen. Wenn du wieder im Hier und Jetzt ankommen magst, konzentriere dich wieder auf deine Atmung und komme mit jedem Atemzug mehr und mehr im Hier und Jetzt wieder an.

Farbe:
Grün, du kannst sie in Dekoration, Kleidung, Tüchern oder vieles mehr in dein Leben integrieren.

Pflanzen:
Weißdorn, Thymian, Melisse

Öle:
Rose, Jasmin, Estragon

Steine:
Smaragd, Jade, Rosenquarz

Massage:

Du befindest dich in Rückenlage und atmest wie bei einer Meditation tief ein und aus. Deine linke Hand liegt zwischen deinen Brüsten, der Daumen der linken Hand nach oben und die rechte darüber. Du kannst sie danach auch noch mal in deine Flanken legen. Beim EA nimmst du all die Lebensenergie in deinen Händen auf und mit dem AA lässt du diese angesammelte Energie in dein Chakra fließen. Es wird damit ausgefüllt und wird ganz warm und weich. Es entspannt sich und genießt deine Aufmerksamkeit. Das ganze mindestens sieben Atemzüge lang. Zusätzlich kannst du dir zu der Lebensenergie noch den grünen Lichtstrahl vorstellen, der ebenso in dein Chakra fließt, im Rhythmus des Atems.

Hals-Chakra:

Meditation:

Begib dich in die oben beschriebene Entspannung und visualisiere dir dein Hals-Chakra. Stelle dir vor, wie du es öffnest und ein kräftiger hellblauer, leuchtender Lichtstrahl herausfließt. Stelle dir vor, in welchen Situationen du demnächst stärker und kraftvoller zu dir stehen magst. Nimm dir eine Situation heraus und visualisiere dir deine Kraft, deinen Mut deine Meinung kundzutun. Du wirst konzentriert, bewusst und in Liebe deine Gedanken mitteilen können. Du wirst zu dir stehen und Kritik dankend annehmen. Bist du damit fertig, verbinde ebenso deinen mit dem göttlichen Strahl und lasse dein Chakra auffüllen, sodass du für deine Umsetzung genug Kraft und Energie hast. Lass dich mit dem schönen Gefühl verwöhnen. Genügt es dir und fühlst du dich gut, lass die Verbindung los und bleibe noch einen Moment so sitzen. Wenn du wieder im Hier und Jetzt ankommen magst, konzentriere dich wieder auf deine Atmung und komme mit jedem Atemzug mehr und mehr im Hier und Jetzt wieder an.

Farbe:

Hellblau, du kannst sie in Dekoration, Kleidung, Tüchern oder vieles mehr in dein Leben integrieren.

Pflanzen:

Pfefferminze, Salbei

Öle:

Eukalyptus, Pfefferminze

Steine:

Aquamarin, Topas

Massage:

Du befindest dich in Rückenlage und atmest wie bei einer Meditation tief ein und aus. Deine Hände liegen links und rechts leicht um den Hals herum. Beim EA nimmst du all die Lebensenergie in deinen Händen auf und mit dem AA lässt du diese angesammelte Energie in dein Chakra fließen. Es wird damit ausgefüllt und wird ganz warm und weich. Es entspannt sich und genießt deine Aufmerksamkeit. Das ganze mindestens sieben Atemzüge lang. Zusätzlich kannst du dir zu der Lebensenergie noch den hellblauen Lichtstrahl vorstellen, der ebenso in dein Chakra fließt, im Rhythmus des Atems.

Stirn-Chakra:

Meditation:

Begib dich in die oben beschriebene Entspannung und visualisiere dir dein Stirn-Chakra. Stelle dir vor, wie du es öffnest und ein kräftiger, dunkelblau-violett leuchtender Lichtstrahl herausfließt. Stelle dir vor, was du alles noch erreichen magst, ganz besonders, was dir jetzt besser gelingen soll. Oder wo du dir wünschst, es würde anders ablaufen. Visualisiere dir diese Situation und ändere sie in Liebe so, dass jeder, der dort enthalten ist, positiv und gestärkt ohne Eigennutz hinausgehen kann. Lass dir dabei Zeit und bitte um Hilfe, falls du nicht weiterweißt. Die Antwort kann auf vielen verschiedenen Wegen zu dir kommen. Manchmal auch erst später. Verbinde danach wieder deinen mit dem göttlichen Strahl und genieße das Auffüllen deines Chakras. Genügt es dir und fühlst du dich gut, lass die Verbindung los und bleibe noch einen Moment so sitzen. Wenn du wieder im Hier und Jetzt ankommen magst, konzentriere dich wieder auf deine Atmung und komme mit jedem Atemzug mehr und mehr im Hier und Jetzt wieder an.

Farbe:

Dunkelblau-violett, du kannst sie in Dekoration, Kleidung, Tüchern oder vieles mehr in dein Leben integrieren.

Pflanzen:

Johanniskraut, Fichte, Augentrost

Öle:

Lemongras, Veilchen

Steine:

Blauer Saphir, Opat

Massage:
Du befindest dich in Rückenlage und atmest wie bei einer Meditation tief ein und aus. Deine Hände liegen um deinen Kopf herum, sodass deine Fingerspitzen sich vorne am dritten Auge[20], an der Stirn leicht berühren können. Beim EA nimmst du all die Lebensenergie in deinen Händen auf und mit dem AA lässt du diese angesammelte Energie in dein Chakra fließen. Es wird damit ausgefüllt und wird ganz warm und weich. Es entspannt sich und genießt deine Aufmerksamkeit. Das ganze mindestens sieben Atemzüge lang. Zusätzlich kannst du dir zu der Lebensenergie noch den dunkelblau-violetten Lichtstrahl vorstellen, der ebenso in dein Chakra fließt, im Rhythmus des Atems.

---

[20] Wessbecher, Harald (2013), Das dritte Auge öffnen: Eine neue Dimension der Wahrnehmung und Entfaltung mentaler Kräfte, Heyne Verlag.

Kronen-Chakra:

Meditation:
Du bist noch immer in diesem wohlig warmen Gefühl von deiner Erdhöhle, du kannst mit ihr verbunden bleiben, denn sie hilft dir im Alltag und allgemein in deinem Gleichgewicht zu bleiben.

Stelle dir nun vor, wie du dein Kronen-Chakra öffnest; dieses befindet sich direkt am Scheitel des Kopfes. Du öffnest es immer mehr, immer mehr und du wirst dir automatisch vorstellen, je mehr du es öffnest, desto so heller wird dein Licht. Es wird mit einem hellen Strahl in die Höhe schießen und immer kraftvoller werden. Stell dir weiter vor, dass sich dein Strahl mit dem Licht Gottes verbindet und er dir durch deinen Strahl vollkommen göttliche Liebe, Heilenergie und Licht durchfließen lässt. Lass dir alle Zellen damit füllen, das ist ihre wahrhaftige Nahrung, die sie brauchen, um dem Gleichgewicht im Körper näherzukommen. Lass diese Energie unendlich fließen und nimm sie auf, aus deinen Füßen fließt sie wieder heraus, damit kein Stau entsteht, fließt sie schließlich ebenso unendlich.

Wenn du angebunden bleiben magst, dann bitte schütze dich. Stelle dir vor, wie du um dein Sein, deine Aura eine blau-goldene Schutzhülle machst und somit deine Aura sanft verschließt. Damit bist du unantastbar von außen.

Zum Abschluss, danke, danke für diese Energie, für dein Sein und dein Leben hier auf Erden. Komme von allen Energien wieder zu dir selbst, atme mehrmals tief ein und aus. Nimm die Geräusche in deiner Umgebung wieder wahr, achte auf dein Herz, deine Atmung. Bewege deine Gliedmaßen, und wenn du dich bereit fühlst, öffne langsam deine Augen, bleibe noch ein wenig sitzen oder liegen und komme im Hier und Jetzt wieder an.

Farbe:
Weiß- golden, du kannst sie in Dekoration, Kleidung, Tüchern oder vieles mehr in dein Leben integrieren.

Pflanzen:
Weihrauch

Öle:
Weihrauch, Rosenholz

Steine:
Diamant, Bergkristall

Massage:
Du befindest dich in Rückenlage und atmest wie bei einer Meditation tief ein und aus. Deine Hände liegen leicht auf deinem Scheitel hintereinander. Rechts hinter links. Beim EA nimmst du all die Lebensenergie in deinen Händen auf und mit dem AA lässt du diese angesammelte Energie in dein Chakra fließen. Es wird damit ausgefüllt und wird ganz warm und weich. Es entspannt sich und genießt deine Aufmerksamkeit. Das ganze mindestens sieben Atemzüge lang. Zusätzlich kannst du dir zu der Lebensenergie noch den weiß-goldenen Lichtstrahl vorstellen, der ebenso in dein Chakra fließt, im Rhythmus des Atems.

Nachwort

Wie soll ich es sagen; DANKE. Danke an ALLE, meine Freunde, meine Familie. Danke an die Ärzte, an meine Erkrankung, an die Menschen, an das Leben! Ich habe viel im Buch offengelassen, vieles nur angerissen, euch viele Fragen gestellt. Ich möchte das vielleicht irgendwann vertiefen, doch ich möchte nicht zu weit ausholen, denn ich möchte dass es jeder von euch greifen kann. Mein Ziel ist, dass du dich nach dem Lesen des Buches selbst reflektierst und selbst zu dir schaust und dabei ganz ehrlich zu dir bist. Mehr wollte ich bis jetzt, mit diesen Worten, noch nicht erreichen.

All das hat mich zu dem gemacht, was ich jetzt bin und ich mag mich. Und wer mich nicht mag, ist auch in Ordnung. Stellt euch vor, sieben Milliarden Menschen würden sich alle gleich mögen, das würde keiner bewältigt kriegen. Doch eines möchte ich euch noch sagen. Habe ich sicher schon öfter geschrieben, doch das ist wirklich das Letzte, schließlich ist es das Nachwort. Nach-Wort, quasi das nach den Worten, (meine letzten Worte im Buch). Wenn ihr jemanden nicht mögt, heißt das noch lange nicht ihn nicht in Liebe annehmen zu können. Ihr müsst nicht mit allen die engsten Geheimnisse teilen oder ähnliches, doch wir sind alle gleich, wir dürfen alle hier sein und wir können uns alle lieben. Mit der Liebe, mit der wir zur Welt gekommen sind. Mit der unendlichen göttlichen Liebe unseres Schöpfers, mögen wir ihn nennen, wie jeder von euch möchte.

Wir leben alle hier und um wirklich irgendwann mal Frieden auf der ganzen Erde haben zu können, könnt ihr alle anfangen, eure nervigen Nachbarn, eure unzuverlässige Freundin oder euch selbst in Liebe anzunehmen. Dann kommen wir dem Frieden und der Harmonie ein kleines Stück näher.

Mit viel Herzenswärme

und vielleicht bis zum nächsten Buch

Lia Garm

Autorenvita

Lia Garm ist eine junge Mama von 23 Jahren, die durch einen Schicksalsschlag eine neue Perspektive ihres und unseres Lebens erhalten hat. Von einer Sportlerin im Hochleistungsbereich zur Intensivstation, über die Höhen und Tiefen des Eltern-Seins mit dem dazugehörigen Alltag und Problemen, bis hin zu ihrer Berufung, die sie in ihre ganzheitliche Lebensberatung einbringen kann, führte ihr Weg.

Inhaltsverzeichnis

Vorwort..5

    Warum ich dieses Buch schrieb!............................6

    Zu meiner Person 8

Kapitel 1 11

    Meine Träume.. 11

Kapitel 2 14

    Wie wird „Erwachsen" definiert und was bedeutet das für ein Kind?... 14

Kapitel 3 21

    Die Bedeutung der Krippenzeit für das Vertrauen................. 21

Kapitel 4 28

    Warum bestrafen wir?... 28

Kapitel 5 34

    Auswirkungen des Schulsystems auf die Persönlichkeit.......... 34

Kapitel 6 44

    Schule: Freiraum oder Gefängnis?............................. 44

Kapitel 7 52

    Diagnose: Lupus Nephritis 52

Kapitel 8 57

    Wut? Unverständnis? Erwartungen? 57

Kapitel 9 59

Homöopathie und Energieverständnis als ergänzende Alternative 59

Kapitel 10 72

Zweiter Endoxanstoß 72

Kapitel 11 74

Abschlussfahrt 74

Kapitel 12 77

Meine Ansicht und Handhabung bezüglich Energien 77

Kapitel 13 82

Kurze Zusammenfassung meiner Abiturientenzeit 82

Kapitel 14 84

Abiball und kurz danach 84

Kapitel 15 86

Entdeckung meiner Berufung 86

Kapitel 16 90

Schwangerschaft 90

Kapitel 17 103

Gefühle ausdrücken 103

Kapitel 18 107

Zwei verschiedene Welten über das Babyglück 107

Kapitel 19 112

Bewusste Verantwortung 112

Kapitel 20 114

Stillen 114

Kapitel 21 118

    Von Einsamkeit über Sturheit zum Auseinanderleben 118

Kapitel 22 127

    Zweiter Rückfall meiner Autoimmunkrankheit.................... 127

Kapitel 23 133

    Verständnis und Akzeptanz.. 133

Kapitel 24 134

    Neustart 134

Kapitel 25 137

    Berufung 137

Kapitel 26 140

    Sieben Chakren.. 140

        Wurzel-Chakra: 141

        Sakral-Chakra: 144

        Nabel- Chakra: 146

        Herz-Chakra: 148

        Hals-Chakra: 150

        Stirn-Chakra:.. 152

        Kronen-Chakra: 154

Nachwort 156

Autorenvita 158

Inhaltsverzeichnis 159